박점수의
암 극복 이야기

박점수의 암 극복 이야기

초판 1쇄 발행 2022년 1월 1일
    2쇄 발행 2022년 12월 25일
    3쇄 발행 2024년 6월 10일

지은이 박점수
펴낸이 장현수
펴낸곳 메이킹북스
출판등록 제 2019-000010호

디자인 이설
편집 이설
교정 안지은
마케팅 김예지

주소 서울특별시 구로구 경인로 661, 핀포인트타워 912-914호
전화 02-2135-5086
팩스 02-2135-5087
이메일 making_books@naver.com
홈페이지 www.makingbooks.co.kr

ISBN 979-11-6791-081-3(03510)
값 20,000원

ⓒ 박점수 2022 Printed in Korea

잘못된 책은 구입하신 곳에서 바꾸어 드립니다.
이 책의 전부 또는 일부 내용을 재사용하려면 사전에 저작권자와 펴낸곳의 동의를 받아야 합니다.

홈페이지 바로가기

메이킹북스는 저자님의 소중한 투고 원고를 기다립니다.
출간에 대한 관심이 있으신 분은 making_books@naver.com으로 보내 주세요.

말기 암을 이겨내고 6개월 만에 마라톤 풀코스 (42.195km) 완주를
이루어 낸 '기적의 사나이'

진짜 암 이야기
들려주는
암 환우가

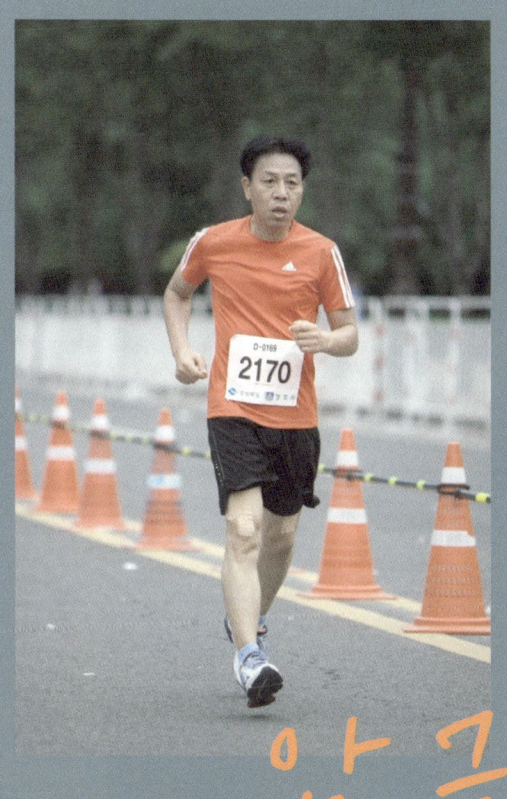

박점수의
암 극복 이야기

당신은 지금 암에 걸려 있거나 가족 중 누군가가 암에 걸려서 절박한 심정으로 이 책을 펼쳐 들었을 것이다. 내가 이 책을 쓰는 목적은 그런 당신을 위해서다. 당신이 어떤 사람이든 이 책을 펼쳐든 순간 '암과 싸워서 이기는 방법'을 선물 받는 행운아다. 이제부터 당신이 접하게 될 '암 극복 이야기 5대 요법'은 당신을 암이나 각종 불치병에서 해방시켜줄 것이다.

박점수 지음

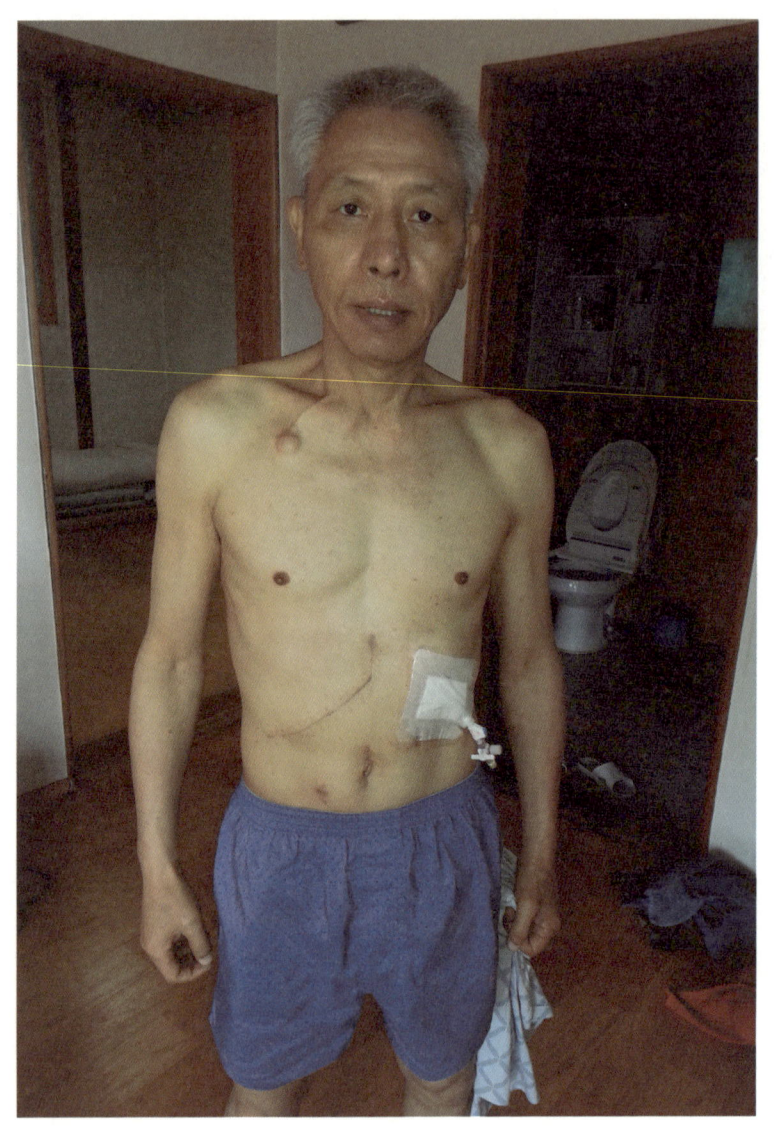

2015년 6월 19일

암 진단 7개월 후

직장 전절제, 대장 및 간 일부 절제와 담즙 배액관을 찬 모습

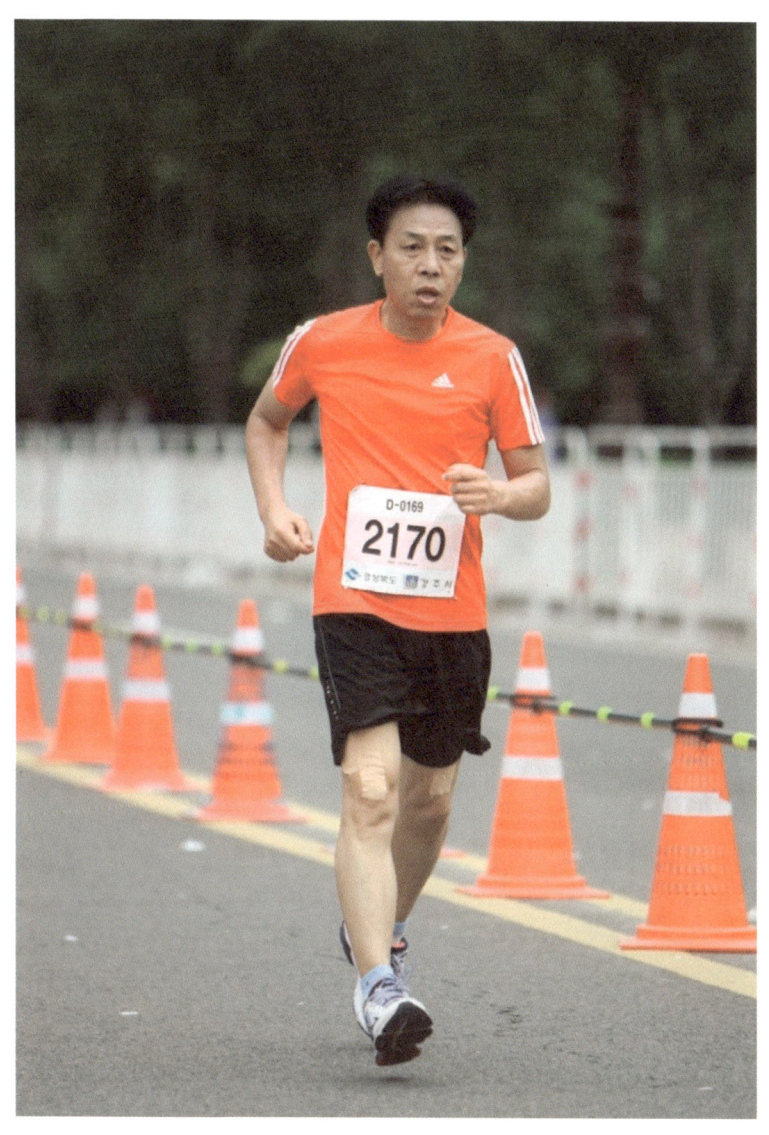

2017년 11월 1일
암이 사라졌다는 결과를 받고,
1년 3개월 후 경주 동아국제마라톤 대회 풀코스 완주 모습

CONTENTS

들어가는 말　　　　　　　⋯ 14

---
chapter 1
인생 후반에 찾아온 반갑지 않은 손님
---

01 마흔 중반에 찾아온 병마　　　　　⋯ 22

　첫 번째 발병, 폐기종
　두 번째 발병, 허리와 목 디스크
　세 번째 발병, 아킬레스건 절단
　네 번째 발병, 협심증

02 생애 처음 죽음에 맞닥뜨리다　　　⋯ 27

　마음의 변화, 절망과 희망 사이에서

chapter 2
마지막 선택이 희망이 되기까지

01 할 수 있는 것은 단 한 가지, 최선을 다하는 것 ··· 36

암은 불치병이 아니다

02 희망보다 절망을 안겨준 수술과 항암 치료 ··· 40

내 몸을 의사에게 맡기다
막연한 기대로 시작한 수술
케모포트 시술조차 쉽지 않은 몸
암보다 더 힘든 담관 시술
항암 부작용의 두려움
누구도 대신 싸워주지 못한다
신진도에서 외로운 투병 생활

03 암과 함께 새로운 삶을 시작하다 ··· 57

외로운 길의 동반자
33년의 투쟁을 마치고
암 환자는 외롭다
떠오르는 태양이 나를 비출 때
마음을 열기까지

04 　반드시 찾아오는 불청객 재발　　　　　　　… 70

　　시한부 선고를 받다
　　새로운 길을 열어준 사람

---

chapter 3

비타민 C와 MSM을 만나다

01 　잊고 있었던 비타민 C　　　　　　　　　　… 78

　　계속되는 걸림돌 담즙

02 　항암제 치료를 거부하다　　　　　　　　　… 83

03 　기적이라고밖에 표현할 수 없는 일　　　　… 86

　　마라톤에 도전하다
　　재발한 암마저 사라지다
　　무모한 도전은 멈추지 않는다
　　뛸 수 있다는 것에 감사하는 순간
　　마라톤 풀코스를 완주하다
　　끝까지 포기하지 않는다

| 04 | 건강 전도사로서의 삶 | ··· 105 |

　　다시 삶을 외치다

　　환우들의 연이은 암 극복 소식

　　제2의 인생을 꿈꾸다

| 05 | 끝내 극복하지 못하는 이유 | ··· 113 |

　　불안한 마음이 성급함을 부른다

　　확신이 없다면 극복도 없다

　　혼자이지만 함께여야 하는 이유

　　절망을 이용하는 상술

chapter 4

암 극복을 위한 건강 전도사의 5대 요법

| 01 | 완벽한 치료법은 없다 | ··· 124 |

| 02 | 체력만이 암을 이길 수 있다(운동) | ··· 129 |

　　쓰러져도 운동을 해야만 하는 이유

03 암 환자는 못 먹어서 죽는다(음식) ··· 137

식이요법의 허와 실

무엇이든 잘 먹는 것이 중요하다

04 비타민 C는 어떻게 암을 치유하는가 ··· 150

비타민 C의 효능을 검증하다

비타민 C, 암 극복의 비밀

비타민 C는 소변으로 다 배출된다?

천연 비타민 C의 함정

기적의 물질 MSM

정맥주사와 경구용 비타민 C의 역할

비타민 C, MSM 섭취 방법

암세포를 직접 공격하는 비타민 C 정맥주사

비타민 C 정맥주사 맞는 방법

05 내 몸의 유해 성분을 배출하라(배변) ··· 176

06 보통의 마음가짐으로 암을 이겨낼 수 있을까?(정신력) ··· 181

살아야겠다는 의지 하나로

chapter 5

암 환자들이 꼭 알아야 할 비타민 C 이야기

01 결국은 면역력 싸움이다 ··· 190

02 암의 종류와 기수는 분류에 불과하다 ··· 193

03 암 환자가 알아야 할 면역제의 효능 ··· 195

염증 제거에 탁월한 루치온

식욕 억제제 알파리포산

콜라겐의 놀라운 효능

위 염증을 제거하는 비타민 C

부록 코로나 백신의 부작용과 예방법 ··· 207

비타민 C 정맥주사를 취급하는 병의원 목록 ··· 212

에필로그_ 확신과 의지로 일어선 사람들 ··· 220

갑상선암 최민억 님 ｜ 위암 김종일 님 ｜ 자궁암 전래영 님 ｜ 직장암 김황기 님 ｜ 폐암 유헌재 님 ｜ 갑상선암 김미숙 님 ｜ 유방암 김계순 님 ｜ 췌장암 정후연 님 ｜ 담도암 김진완 님 ｜ 자궁경부암 천정숙 님 ｜ 유방암 김수정 님 ｜ 직장암 김정용 님 ｜ 간암 보호자 최선희 님 ｜ 전립선 말기 암 박정우 님 ｜ 방광암 현동호 님 ｜ 백혈병 조진남 님

맺는 말_ 암을 고치는 것은 돈이 아닌 인간의 마음이다 ··· 250

박점수 (朴点秀)

1952년 2월 8일생.

1995년 폐기종 진단을 받고 금연.

1997년 허리 디스크와 목 디스크가 거의 동시에 찾아와 견인치료와 운동으로 어느 정도 완치.

2000년 왼쪽 아킬레스건 완전 절단으로 서울대병원에서 복원 수술.

2010년 협심증으로 스텐스 시술(고려대 안암병원). 3곳의 혈관이 막혔으나 1곳은 스텐스 시술, 2곳은 풍선 시술.

2014년 12월 20일 직장암 4기 판정(삼성서울병원).

2015년 1월 20일 7시간에 걸친 수술(삼성서울병원). 항문만 살리고 직장 전부 제거, 대장 일부 제거, 간 60% 제거, 한쪽 담도 일부 제거 후 다른 담도에 연결.

2015년 1월 29일 담도 시술. 담도협착증으로 황달 수치가 올라 몇 번의 시술 실패 후 옆구리로 담관을 꽂아 담즙 배액 주머니 착용.

2015년 8월경 담도 상태가 양호해 담관과 담즙 배액 주머니 제거.

2015년 11월 또다시 담도가 막혀 황달이 오면서 황급히 옆구리로 담관을 꽂아 담즙 배액 주머니 재착용.

2015년 2월 12일부터 항암제 치료 6회(삼성서울병원). 총 12회를 받을 예정이었으나 메르스 사태로 인해 6회로 끝냄.

2016년 3월 11일 대동맥 임파절과 간으로 암 재발(재발 판정). 수술은 불가하고 항암 치료 권유(삼성서울병원). 삼성서울병원 담도췌장 담당 교수를 따라 서울대병원으로 옮김. 서울대병원에서도 항암 치료를 권유하며 부정적인 의견. 항암 치료를 거부하고 김천시 부항면 해인리 집으로 내려와 '암 극복 5대 요법'(비타민 C 메가도스 요법+운동+음식+배변+정신력) 시작.

2016년 5월 16일 대구 팔공산에 위치한 언더로템 암요양병원 입원.
　　비타민 C+MSM 고용량(각각 1일 3회 36g 복용 5년이 지난 지금은 각각 35g씩 1일 105g) 복용.
　　비타민 C 정맥주사, 고주파 치료.
　　매일 아침 4시 30분 기상, 팔공산 갓바위 등산하며 운동 병행.

2016년 7월 19일 검진 결과 재발된 암이 흔적도 없이 사라짐.

2016년 8월 2일 담도 복원 수술(서울대병원). 담도 복원 수술은 위험하니 평생 담즙 배액 주머니를 차야 한다고 했는데, 암이 사라지자 복원 수술 권유.

2016년 8월 2일 담도 복원 수술. 1차 간 절개 개복 수술 후 같은 곳을 또다시 개복 수술.

2016년 10월 5일 담관 및 담즙 배액 주머니 제거.

2016년 10월 29일 포항철강마라톤 10km 출전(기록 57분 33초).

2017년 1월 8일 대구에서 열리는 전국새해알몸마라톤 10km 출전(기록 54분 28초).

2017년 1월 24일 서울대학병원 검사 결과 암은 발견되지 않고 모든 기능이 양호하다는 판정(6개월 후 재검).

2017년 3월 25일 대구세계마스터즈실내육상경기 하프(21km) 마라톤 출전(기록 1시간 56분 13초).

2017년 10월 15일 동아국제마라톤 경주 풀코스(42.195km) 완주(기록 4시간 38분 02초).

2018년 3월 18일 서울동아국제마라톤 풀코스(42.195km) 완주(기록 4시간 40분).

들어가는 말

삶의 끝에서 발견한 기적

당신은 지금 암에 걸려 있거나 가족 중 누군가 암에 걸려서 절박한 심정으로 이 책을 펼쳐 들었을지 모른다. 내가 이 책을 쓰는 이유는 바로 그런 당신을 위해서다. 이 책을 펼쳐 든 순간 당신은 '암과 싸워 이기는 방법'을 선물 받는 행운아인 셈이다. 이제부터 접하게 될 '암 극복 5대 요법'은 암과 각종 불치병에서 해방시켜 줄 것이다.

나는 학문을 연구하는 학자도 아니고 병을 고치는 의사도 아닐뿐더러 치료법에 대해 체계적인 공부를 해본 적도 없다. 이 책에서 이야기하는 내용은 6년 동안 요양병원에서 겪은 나의 체험과 4년간 100여 명의 암 환자와 동고동락하면서 암을 이겨나간 투병과 치료의 기록이다. 나는 환우들과 같이 먹고 자고 생활하면서 암 환자들의 투병 방식을 지켜보았다. 그러면서 환자들이 왜 암을 극복하지 못하고, 왜 또다시 암이 재발하는지, 또 어떤 이유로 환자들이 죽음에 이르는지, 그들의 투병 방식이 어디서부터 잘못되었는지를 분석하고 연구했다. 그리하여 암과 각종 불치병을 이겨낼 수 있는 '암 극복 5대 요법'을 정리하기에 이르렀다.

나는 5대 요법으로 암을 이겨낸 것은 물론 다른 지병(아킬레스건 절단, 허리와 목 디스크, 폐기종, 협심증)까지 거의 완전히 극복했다. 더구나 암에 걸려 수술하기 전보다 더 건강한 몸을 만들었다고 자부한다. 나는 스스로도 믿기지 않는 체험을 했고, 거기서 터득한 것들을 암으로 고통받고 있는 환우들에게 나눠주어야겠다는 사명감으로 건강 전도사를 자처하며 활동해왔다.

그동안 운영해온 〈암극복 이야기〉 밴드와 카페, 블로그, 박점수의 사랑방(오프라인 모임) 등을 통해 1만여 명의 환우들과 '암 극복 5대 요법'을 공유했고, 많은 환우들이 암을 치유하는 것을 보았다. 그 과정에서 나는 더 많은 암 환자들과 가족들에게 5대 요법을 알려야겠다는 결심을 하게 되었다.

학자도 의사도 아닌 나에게 임상 실험을 통한 의학적 근거나 체계적으로 정리된 논문이 있을 리 없다. 하지만 나는 오직 직접 몸으로 경험해서 알게 된 사실만을 전하고자 한다.

나는 현대 의학으로도 못 고치는 말기 암 환자였으나 나만의 방법으로 암을 완치하고 마라톤 풀코스(42.195km)까지 뛸 정도로 건강을 회복했다. 나는 병원에서 포기한 말기 암 환자들에게 암을 극복할 수 있는 조언을 해주었다. 나의 조언에 따라 많은 환우들이 실제로 암을 치유했으며 지금도 5대 요법에 희망을 갖고 암 투병을 하고 있다.

현대 의학에서 제공하는 암 치료법은 3가지 정도이다. 수술과 방사선 치료 그리고 항암제를 이용한 약물 치료이다. 암이 조기 발견되어 수술로 치유할 수 있다면 다행이지만 항암제나 방사선 치료는 득보다 실이 많다. 언론에서 '암 3대 요법'으로 학살당하고 있는 암 환자는 80%에 달한다고 보도할 정도다. 일본의 어느 의사는 "항암제는 맹독으로 많은 암 환자들이 그 독으로 인해 죽고 있다"고 말했다. 나도 항암제 치료를 받고 숱한 부작용을 경험한 바 있다.

모든 병은 필요한 영양분의 결핍에서 비롯된다고 생각한다. 인간의 노화와 병은 인간에게 반드시 필요한 중요 영양분의 결핍으로 발생하는 것이다. 제2차 세계대전 당시 전투에서 싸우다 사망한 군인보다 괴혈병으로 사망한 군인들이 더 많다고 할 정도였는데, 그 괴혈병을 치료한 것이 비타민 C(경구용)였다.

또한 콜라겐 부족으로 피부는 탄력을 잃고, 머리카락이 빠지고, 정상 세포가 힘을 잃고, 연골이 약해지고, 치아에 염증이 생기고 심한 경우 이가 빠지기도 한다. 특히 암 환자들은 항암제와 방사선 치료로 면역력이 더 약해져 치아와 잇몸 손상으로 음식물을 먹지 못하는 어려움을 호소하기도 한다.

필수 영양소와 비타민 C인 아스코르빈산, 항산화제인 글루타치온 외에도 많은 종류의 영양분 부족이 각종 병을 유발한다. 따라서 부족한 영양분을 채워 근본적으로 질병에 걸리지 않는 몸으로 만들면서 치료해야 한다. 이미 생긴 균을 무리하게 강제로 죽이려다 보면 극심한 반작용으로 암이나 각종 불치병을 고치지 못하는 것으로 느끼게 된다.

'암 극복 5대 요법'을 실천한 수많은 암 환자들이 당뇨, 각질 제거, 손발톱 무좀, 치질, 우울증 등 각종 염증을 수반한 질병들까지 없어진 것을 보고 나 자신조차 놀란다. 현재도 네이버 밴드 〈암극복 이야기〉, 박점수의 사랑방 밴드에는 그들의 체험 글들이 심심치 않게 올라오고 있다.

비타민 C의 항암 효과를 적극적으로 밝혀낸 하병근 박사도 전 국민에게 비타민 C를 공급해 병이 없는 세상을 만들기를 원하셨지만 아쉽게도 꿈을 이루지 못하시고 유명을 달리하셨다. 나 역시 놀라운 암 투병 경험담을 혼자만 알고 지나칠 수 없어서 〈암극복 이야기〉 밴드를 만들어 활동하기 시작했고, 그 결과 많은 분들이 암에서 해방되는 기적을 일궈 냈다.

암은 우리나라 사망 원인 1위의 질병이다. 암 환자 발생 추이에 따르면, 우리나라 국민이 평생 살면서 암 진단을 받을 확률은 35.5%로, 바꿔 말하면 3명 중 1명은 암을 경험할 가능성이 있다는 것이다. 그만큼 암은 우리 가까이 있고, 신문과 방송 등 언론 매체와 인터넷에 매일 암 정보가 쏟아지고 있다. 하지만 막상 본인이나 가족이 암 진단을 받으면 어찌할 바를 몰라 당황한다. 그만큼 암은 공포의 질병이며, 수술, 항암 치료 등을 통한 완치 과정은 힘난하기만 하다. 정보는 많지만 막상 나에게 맞고 내가 실천할 수 있는 정보를 찾기는 어렵다. 지나치게 많은 정보 속에는 상반된 내용도 들어 있기 때문에 선뜻 선택하기가 쉽지 않은 것이다.

최신 암 검진은 세포 단위로 암을 발견한다. 건강한 사람이라도 체내에 수천, 수만 개의 암세포가 있는데, 일단 암이 발견되면 암 환자라는 딱지를 붙이고 '3대 치료'를 위해 학살 병동에 보내진다. 우리나라뿐 아니라 전 세계의 암 치료는 여전히 무한 지옥이다. 사람의 생명을 살리는 의료가 아니라 돈을 버는 의료로 타락해 있으니 당연한 일이다. 각국의 의식 있는 의료진들이 의료 체계를 근본적으로 바꾸려는 움직임은 있으나 아직은 역부족이다.

나는 지난 6년 동안 투병한 경험담과 〈암극복 이야기〉 회원들의 투병기를 이 책에 공유하면서 암 치료의 새로운 초석을 다지는 데 조금이라도 기여하고자 한다.

수술이나 항암제 치료 이후 재발을 걱정하며 전전긍긍하지 않고 건강한 사회생활을 하는 암 환자들이 많아지기를 바란다. 나의 최종 목표는 이 놀라운 사실을 세상 모든 사람들에게 알려서 금전적 부담이 크지 않고 부작용이 거의 없는 비타민 C와 MSM을 섭취하여 병이 없는 세상에서 모두 건강하게 장수하는 데 기여하는 것이다.

지금까지 나에게 자문을 구한 환자들은 수술을 비롯해 현대 의학이 제공하는 온갖 치료를 다 해 보고도 암이 재발해 더 이상 치료 방법이 없는 분들이었다. 그들은 지푸라기라도 잡는 심정으로 나를 찾아와 암을 극복했다. 조건이 갖춰진다면 현대 의학의 도움을 받아 체계적으로 임상 실험을 거친 결과물이 나올 수 있기를 간절히 바란다.

사실 체계적인 임상 실험이나 자료 등을 제공할 수는 없다. 단지 부작용이 거의 없이 내가 직접 경험한 '암 극복 5대 요법'을 통해 단 한 분의 소중한 생명이라도 구하고자 하는 바람뿐이다. 이것은 현대 의학이 내세우는 암의 '3대 치료법'인 수술, 항암, 방사선 치료를 보완 대체할 수 있는 자연 요법이라는 사실을 전 세계 암 투병 환우들에게 알리고 싶은 간절한 마음에서 이 책을 썼다.

이 책이 수많은 암 환자들과 각종 불치병 환자들의 길잡이가 되어 모든 환자들이 건강을 찾는 데 도움이 되길 바란다. 그리고 현재 건강한 일반인들도 각종 병을 예방하는 차원을 넘어서 건강하게 장수하며 인생 여행을 즐기기를 바라는 마음으로 나의 경험담을 시작하고자 한다.

2021년 12월
박점수

- 01 마흔 중반에 찾아온 병마
- 02 생애 처음 죽음에 맞닥뜨리다

chapter 1

인생 후반에 찾아온 반갑지 않은 손님

01

마흔 중반에 찾아온 병마

 나의 투병 생활이 시작된 것은 40대 중반을 지날 때쯤이었다. 사업 실패로 인한 스트레스로 몸과 정신이 망가지면서 불면으로 지새우는 밤이 많았다. 과도한 걱정이나 정신적 스트레스가 병을 키운다는 사실을 많은 사람들이 알고 있다. 극도의 스트레스와 불규칙한 식사, 부족한 운동량은 병을 불러오거나 수명을 단축하는 최상의 트리오라고 한다.
 우리 몸의 자율신경은 교감신경과 부교감신경으로 나뉘는데, 스트레스가 심해지고 식사가 불규칙해지면 교감신경이 항진된다. 그러면 몸은 항상 비상 상태로 인식하여 근육은 긴장하고 혈관이 축소되면서 혈압이 오르는 등 몸의 각 기관이 제 기능을 하지 못하는 것이다.
 이때 백혈구도 영향을 받는다. 산화 물질이 생성되어 몸의 건강한 조직을 교란하고 혈액까지 산화시켜 끈적거리게 만들고, 혈액 순환이 느려지면 결국 면역력도 떨어진다.

요즘처럼 경쟁이 치열한 사회에서 아무리 마인드 콘트롤을 한다고 해도 스트레스를 받지 않고 살기는 어려운 일이다. 결국 나도 스트레스로 인한 마음의 병이 몸으로 표출되고 말았다.

첫 번째 발병, 폐기종

나에게 첫 번째 병이 찾아온 것은 1995년, 폐기종이었다. 어느 날 호흡을 하기가 점점 불편해지더니 급기야 숨쉬기 조차 힘들어 병원을 찾아갔다. 폐에 구멍이 나 있는 심각한 폐기종이었다. 어린 나이에 배운 담배 탓이었다. 당장 담배를 끊지 않으면 목숨을 잃을 수도 있다는 말에 금연을 했다.

정말 희한한 것은 담배를 끊은 지 25년이 지났는데도 옆에서 담배 연기만 맡아도 옅은 가래가 나온다는 것이다. 암에 걸리고 수술 후유증 때문인지 숨이 너무 가빴다. 다른 건 다 이겨냈는데 숨이 차서 도저히 못 살 것 같다고 하소연할 정도로 폐 기능이 좋지 않았다.

두 번째 발병, 허리와 목 디스크

폐기종 진단을 받고 2년이 지난 1997년 허리 디스크와 목 디스크가 찾아왔다. 2가지가 거의 동시에 발병해 의자에 앉을 때 허벅지만 닿아도 통증을 느낄 정도로 심각했다. 더구나 장시간 운전을 하면 걸음을 걸을 수조차 없었다. 다행히 수술을 하지 않고 견인치료와 운동 치료만으로 효과를 보았다. 이때 했던 운동이 하루에 윗몸 일으키기 1천 개, 팔 굽혀 펴기 300개였다. 나는 매일 운동을 빠뜨리지 않고 하면서 허리 디스크와 목 디스크를 극복했다.

세 번째 발병, 아킬레스건 절단

2000년경 클럽 체육대회에서 족구 경기를 하는 도중 갑자기 왼쪽 아킬레스건에 심한 통증을 느꼈다. 그와 동시에 귀에서 엄청나게 큰 소리와 함께 누군가 방망이로 내 다리를 힘껏 내려치는 듯한 충격을 받았다. 뒤를 돌아보니 아무도 없었고 그 자리에 주저앉았는데 아킬레스건이 완전히 끊어져 움푹 들어가 있었다.

급히 서울대병원으로 옮겨 7시간에 걸쳐 봉합 수술을 받았다. 인대가 끊어진 부위를 연결하는 수술이었다. 그런데 인대를 연결한 곳은 인대가 아니라 살로 연결되어 있어서 달리기나 스키, 테니스와 같은 운동은 하지 말고 걷기만 하라고 했다. 이때부터 달리는 운동은 일절 하지 않고 걸어 다니면서 할 수 있는 골프만 했다. 땀 흘리는 격한 운동은 전혀 할 수 없었던 것이다.

암에 걸리고 나니 운동 부족으로 몸이 점점 안 좋아져서 그런 것이 아닌가 하는 생각이 들었다. 그래서 암 발병 이후에는 가만히 있지 않앉다. 등산과 달리기 등 적극적으로 운동을 시작했는데, 아킬레스건에는 아무런 이상도 없었을 뿐 아니라 지금은 오히려 근육 조직이 단단해져 과격한 운동을 해도 아무 문제없다. 심지어 마라톤 완주까지 할 정도였다.

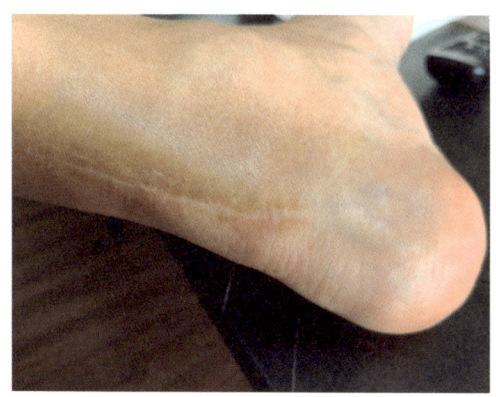

*아킬레스건 수술 자국

네 번째 발병, 협심증

2010년 어느 날 가슴 통증이 찾아왔다. 말로 표현할 수는 없지만 기분이 좋지 않은 통증이 가끔씩 느껴졌다. 동네 병원에 가서 심전도 검사, 혈액 검사, 초음파 검사를 했으나 아무런 이상이 없다고 했다. 그러던 어느 날 심한 통증을 느끼며 쓰러지고 말았다. 고려대 안암병원에서 24시간 동안 심전도 검사를 비롯해 각종 검사를 했으나 여전히 아무 이상 없다는 소견이었다.

 하지만 통증이 계속되자 병원에서는 마지막으로 조영술을 해 보자고 했다. 왼쪽 손목을 고정하고 조영술을 해 보니 세 군데 혈관이 막혀 있었다. 두 군데는 풍선 확장 시술을 하고 심하게 막힌 한 군데는 스텐스 삽입을 해야 한다고 했다. 의료 지식이 전혀 없었던 나는 스텐스를 삽입했는데 후유증이 너무 심했다.

 수시로 터져 나오는 코피가 쉽게 멎지 않아 휴지로 콧구멍을 최소 30분은 막고 있어야 했다. 평생 복용해야 하는 협심증 약에 들어 있는 아스피린 때문에 피가 잘 멎지 않았던 것이다. 게다가 피부가 시리고 저려서 여름에도 반팔 티셔츠를 입지 못하고 항상 긴팔 옷을 입어야 했다. 겨울에는 얼굴이 시려서 견딜 수가 없을 정도였다. 혈액 순환이 원활하지 않아 다리를 꼬고 의자에 앉아 있을 수 없었고, 허벅지가 의자에 닿지 않도록 엉덩이만 걸쳐 앉았다. 그런데도 언제 혈관이 막힐지 모르기 때문에 평생 협심증 약을 복용해야 했다.

02

생애 처음
죽음에 맞닥뜨리다

내가 암 진단을 받은 것은 2014년 12월 20일이었다. 사업 실패 후 재기를 하기 위해 혼자 경제 공부를 하며 10여 년을 보냈다. 그동안 극심한 스트레스로 몸이 점점 더 망가지고 있다는 것을 느낄 즈음, 1995년경부터 발병하기 시작한 폐기종을 시작으로 디스크, 협심증을 거쳐 몸에 하나둘 이상이 생기기 시작하더니 결국 암 판정을 받기에 이른 것이다.

암 진단을 받기 보름 전부터 하루도 빠짐없이 꿈에 어머니가 나타나 무언가를 알려주려고 하셨다. 그것이 무엇인지는 명확하게 떠오르지 않지만 근심 어린 표정만은 잠을 깨서도 어렴풋이 남았다. 아마도 나의 건강이 염려되어 매일 꿈에 나타나셨던 듯하다.

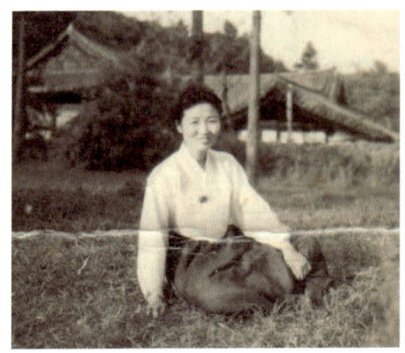 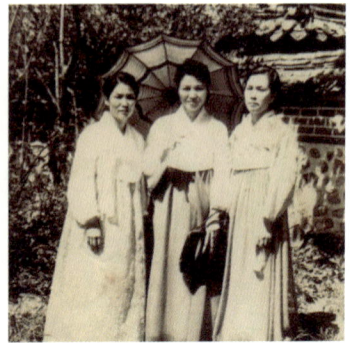

그러던 어느 날 변을 보는데 붉은 피가 설사처럼 쏟아져 나왔다. 불안한 마음에 고려대 안암병원에서 대장 내시경을 받았다. 의사들이 분주히 움직이며 배를 이쪽저쪽으로 뒤틀면서 검사를 계속한다. 그 순간 올 것이 왔다는 예감이 들었다. 건강이 좋지 않을 것이라고는 생각했지만 암으로 진행되기까지 했을까 싶었는데, 안일한 생각이었다.

악성 암이라는 잠정 진단을 받고 병원 밖으로 나왔을 때는 어떻게 해야 할지 아무런 생각이 나지 않는다. 맨 먼저 떠오른 것은 구차한 모습을 보이지 않고 깔끔하게 죽고 싶다는 것이었다. 그렇게 한참을 멍하니 앉아 있었다. 아내에게 전화를 걸어 이야기하니 수화기 너머로 아무 말이 없었다. 아내도 갑작스러운 소식에 충격을 받은 모양이었다.

답답한 마음에 인터넷으로 '암'이라는 단어를 검색해보았다. 첫눈에 들어온 것은 어느 환우회 회장의 글이었다. 함께 암 투병하던 회원이 10명인데 모두 사망하고 회장 자신도 건강이 좋지 않다고 했다. 그는 어린 아들과 여행을 하면서 찍은 사진과 함께 삶을 포기한 듯한 글을 인터넷에 올리고 있었다.

역시 아직까지는 암은 극복할 수 없고 죽을 수밖에 없구나 하는 생각이 들었다. 그리고 이러한 생각을 다시 한번 굳히게 되는 일들이 떠올랐다. 친한 친구가 1년 전 암을 이겨내지 못하고 운명했다. 친구들 사이에서 의지의 사나이로 불릴 정도로 신념이 강한 친구였는데 힘 한 번 써 보지 못하고 세상을 떠났다. 또 하나는 30여 년 전 하나뿐인 형이 B형 간염으로 인한 간경화로 사망한 일이었다. 체력이 좋아서 만능 운동선수였던 형 또한 암으로 세상을 떠났다. 정말 기억하고 싶지 않은 생애 가장 슬픈 사건들이 연달아 떠올랐다.

온갖 상념에 사로잡혀 집으로 들어왔다. 밤이 깊었지만 잠이 올 리 없었다. 밤새 지금까지 살아오면서 겪은 분노, 좌절감, 모멸감들이 떠올랐다. 또한 지나간 수많은 추억들이 주마등처럼 지나가고 특히 부모님과 먼저 세상을 떠난 형님 생각에 뜬눈으로 밤을 지새우고 말았다.

마음의 변화, 절망과 희망 사이에서

암 진단을 받은 후에는 여러 가지 심경의 변화가 찾아왔다. 이것은 당연한 수순이다. 암 진단을 덤덤히 받아들일 수 있는 사람이 있겠는가? 주변에서 암에 걸린 사람들 이야기는 많이 들었지만 막상 내가 암에 걸렸다는 현실이 믿기지 않았다. 가족들도 처음 겪는 일이라 우왕좌왕하고 급격한 심리적 변화에 힘들어했다.

다음 날 큰딸한테 연락이 왔다. 개포동에 살고 있는 큰딸이 고려대 안암병원은 거리가 멀어 병간호를 하기 힘드니 집 근처에 있는 삼성서울병원으로 옮겨 치료를 하자는 것이다. 요즘은 의학이 발달해서 암에 걸렸다고 다 죽는 것은 아니라는 위로의 말을 하기도 했다.

큰딸은 세 살짜리 아이가 있어 먼 거리를 자유롭게 움직일 수 없었고, 아내는 24시간 영업하는 골프장을 운영해야 하니 병간호를 할 상황이 아니었다. 그리고 막내딸은 직장을 다니느라 시간을 낼 수 없었다. 부득이 큰딸의 집 근처에 있는 삼성서울병원으로 옮겨 검사를 하니 직장암 4기였다.

직장과 대장 그리고 간까지 전이되어 있었다. 대장암 전문 허정욱 교수는 간 전문 교수와 상의한 결과 한 번에 수술을 하기로 했다고 했다. 직장과 대장은 복강경 수술을 하기 때문에 수술 자국이 남지 않는다고도 했다. 수술을 할 수 있다는 것만으로 감사하며 1월 20일 수술 날짜를 잡고 집으로 왔다.

자리에 누웠지만 온갖 생각으로 잠을 이룰 수 없었다. 무엇보다 내가 처한 상황이 너무 좋지 않다. 사업에 실패하고 돈도 없는 처지에 차라리 추한 모습 보이지 말고 깨끗이 죽어버리자는 생각마저 들었다. 하지만 내 한 많은 인생살이에 걸리는 것이 하나 있었다. 사업 실패를 했을 때 여동생에게 큰 빚을 진 것이다.

물론 동생과 매제는 아무 부담 갖지 말라고 했지만 내 마음은 그렇지 않았다. 동생에게 진 빚을 갚지 않고서는 삶을 마감할 수 없었다. 이대로 삶을 끝낼 수 없는 이유는 또 하나 있었다. 형님은 간경화로, 어머니는 폐암으로 돌아가셨지만 막내 여동생은 유방암을 극복하고 15년째 건강하게 생활하고 있다. 나는 무엇보다 가족력을 나의 대에서 끊어버려야겠다는 생각으로 반드시 이겨 내리라 결심했다.

암에 걸리자 기력은 자꾸 떨어지고 몸은 급격히 수척해졌다. 하지만 나는 아무런 내색을 하지 않았다. 오히려 가족의 근심을 덜어주려는 마음에서 용기와 의지를 피력했다. 누군가 우울한 이야기를 꺼내도 농담으로 받아치곤 했다. 그리고 내가 암에 걸렸다는 사실을 가족 외에는 누구에게도 알리지 말라고 신신당부하고 아무렇지도 않은 듯 평소처럼 생활했다.

내 소식을 듣고 일본에 살고 있던 동생 부부가 달려왔다. 사업에 실패한 나에게 조건 없이 도움을 준 그들이었기에 초라한 모습으로 얼굴을 보기가 민망했다. 여동생 부부 덕분에 온 가족이 모였다. 모두 밝은 얼굴로 웃으려고 애쓰며 희망적인 말만 했다. 나는 가족의 힘을 느꼈고 어떻게든 살아야겠다는 마음을 더욱 굳게 먹었다.

여동생은 일본으로 돌아가고 나서도 거의 매일 카톡으로 꼭 살아달라는 말로 격려해주었다. 나에게 여동생은 정말 천사나 다름없는 존재다. 어머니처럼 나를 챙겨주고 어려울 때마다 구원의 손길을 내밀어 주었다. 빚을 갚지 못하는 나를 원망하기는커녕 내가 살아 있는 것만으로 너무 든든하고 고맙다고 말해주는 동생이다. 매제도 나에게는 둘도 없는 은인이다. 두 사람 덕분에 내가 더 힘을 낼 수 있었다.

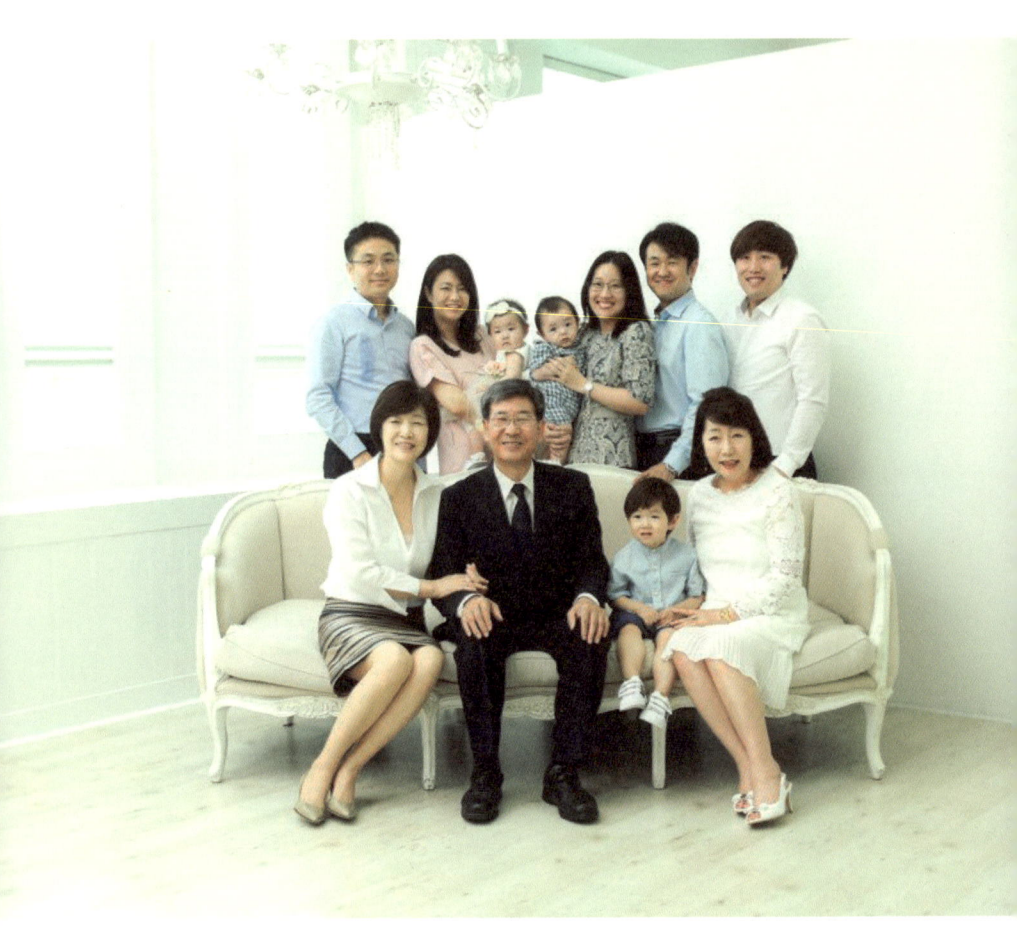

대구에 사는 막냇동생은 10년 전 유방암에 걸렸는데 지금은 완치된 상태였다. 동생은 민들레즙과 족욕으로 큰 효과를 봤다며 족욕기와 민들레즙을 보내주었다. 나는 혼자가 아니라는 것을 새삼스레 느꼈고 가족의 따스함이 전해졌다. 내가 아프고 나서부터 좋은 점이라면 가족들이 자주 모여 함께하는 시간이 많아졌다는 것이었다.

- 01 할 수 있는 것은 단 한 가지, 최선을 다하는 것
- 02 희망보다 절망을 안겨준 수술과 항암 치료
- 03 암과 함께 새로운 삶을 시작하다
- 04 반드시 찾아오는 불청객 재발

chapter 2
마지막 선택이 희망이 되기까지

01

할 수 있는 것은 단 한 가지,
최선을 다하는 것

아직 컴컴한 겨울 새벽, 작은아이가 끓여놓은 야채즙과 요구르트에 청국장 가루를 타서 한 잔 마시고 고구마와 귤, 야채즙을 챙겨 집을 나서는데 순간 황량한 벌판에 홀로 서 있는 듯한 기분이 들었다. 찬바람에 가슴이 뻥 뚫린 기분이었다.

지난 금요일에는 목욕탕에 가서 이발도 하고 염색도 했는데 체중을 재어 보니 한 달 사이에 5kg이나 줄었다. 수술도 하기 전에 몸무게가 이렇게 빠졌다는 사실 자체가 공포스러웠다. 암으로 죽어가고 있다는 생각이 들었던 것이다. 하지만 이대로 죽을 수 없다는 각오를 새롭게 다지며 신발장에서 운동화 두 켤레를 꺼내 빨았다. 수술하고 나서도 살아 있다면 운동을 열심히 해야겠다고 결심했다. 어린 시절이 떠오름과 동시에 돌아가신 아버지와 어머니, 그리고 25년 전 세상을 떠난 형이 생각났다. 늘 보고 싶은 가족이지만 그 마음이 더 간절했다.

모든 것은 하느님 뜻에 맡기고 나는 오직 지독하게 최선을 다해 투병 생활을 해 나가리라 다짐했다. 입원하기 전 마지막 저녁을 아이들과 함께하고 나오는데 하늘에서 함박눈이 내렸다.

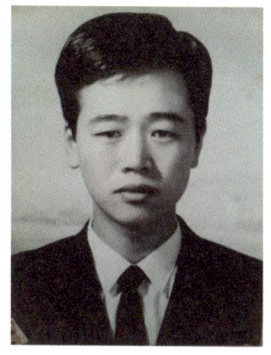

*40년 전 사망한 형님

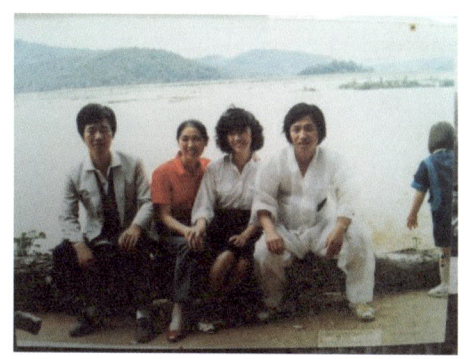

*형님, 막냇동생, 둘째 동생

암은 불치병이 아니다

큰딸과 오랜 친구인 정원이의 아버지가 암 투병을 하신 지 무려 32년째라는 이야기를 들었다. 그분은 40세에 소장암으로 수술을 하고 몇 년 뒤 백혈병으로 글루백 항암제 치료를 했다고 한다. 그러나 또다시 암이 재발해서 간 전체가 암으로 뒤덮여 수술은 아예 할 수 없는 데다 항암 치료도 너무 많이 해서 이제는 아무런 치료도 하지 않고 김천시 부항면 해인리 시골 마을에서 요양을 하고 계신다는 것이었다. 식사도 잘하고 건강하게 생활하고 계시는데 일 때문에 서울에 올라오셨다가 내려가시면서 나에게 같이 가자고 했다.

그렇게 우리는 양재역에서 만나 해인리로 함께 답사를 갔다. 미술을 전공한 큰딸이 어릴 때 정원이와 함께 미술 학원을 다녔는데 수업이 늦게 끝날 때 아이를 데리러 갔다가 나를 몇 번 본적이 있다고 했다. 하지만 나는 너무 오래되어서인지 기억이 없었다. 큰딸은 친한 친구의 아버지라 문병도 다녀오고 친하게 지내고 있었다. 마침 내가 암에 걸렸다는 이야기를 했고 정원이 아버지는 나에게 같이 투병 생활을 하자고 제안했다.

정원이 아버지는 대단한 분이었다. 40세에 소장암에 걸리고 간까지 전이되었는데 이를 극복하고, 17년이 지난 후에 백혈병과 몸 전체에 암이 재발되어 2차 사형 선고를 받고도 다시 이겨냈다. 69세까지 직장 생활을 하면서 완전히 암이 나았다고 생각했는데 2014년 3월에 또다시 암이 재발되어 4개월을 넘기지 못한다는 3차 사형 선고를 받았다. 하지만 거의 움직일 수 없는 몸으로 시골로 내려와 시한부 날짜였던 7월을 넘기고 2015년 1월 현재까지 기적처럼 살아가고 있었다.

우리는 함께 차를 타고 이런저런 얘기를 나누며 내려갔다. 휴게소에서 점심 식사를 하는데 환자 같지 않게 잘 드셨다. 해인리에 도착해 아이들이 준비한 식사를 하는데 그분이 워낙 잘 드시니 덩달아 나도 밥한 그릇을 다 비웠다. 백두대간 자락에 위치한 조용한 시골 마을로 공기도 좋고 물도 좋아서인지 정신도 한결 맑아지는 느낌이었다.

나의 암 투병 생활에 많은 용기와 의지를 심어준 형님과의 첫 시작이었다.

또 한 분은 막내딸 친구의 아버지다. 그분은 강원도 고성에서 암 투병을 하시는데 10년이 지난 지금까지 건강하게 살고 계셨다. 오후 4시경 고성에 도착해 군부대 옆길로 들어가니 초소에서 군인들이 근무를 서고 있었다. 민간인 출입 금지 구역으로 군인들의 허락을 받고 바리케이드를 열어 주어야 안으로 들어갈 수 있었다.

 한참을 들어가니 개 짖는 소리가 났다. 6마리의 개들과 함께 살고 있는 별장 같은 집이 나타났다. 돌탑이 여러 개 쌓여 있고 커다란 자연 바위가 놓여 있는가 하면 집 옆에는 작은 폭포와 개울이 흐르고 있었다. 외부와 완전히 차단된 천연 요새 같았다.

 거실을 지나 방으로 들어서니 벽과 바닥, 천장이 모두 황토로 지어져 있었다. 장작불과 보일러 겸용인 바닥은 뜨끈뜨끈 온기가 가득했다.

 그분은 자신의 투병 이야기를 하며 꼭 이겨내라고 격려해주었다. 특히 항암 치료를 할 때와 이후에도 홍삼으로 큰 효과를 봤다며 나에게 홍삼으로 치료할 것을 적극 권유했다. 홍삼 만드는 기계를 2대나 빌려주면서 하루에 10컵 이상 마시며 온몸을 홍삼에 푹 적시듯이 하라는 것이었다. 본인이 먹는 것이라며 복숭아 효소, 약초 달인 물, 솔잎 액 등을 챙겨주시며 꼭 완치하라고 힘을 북돋아 주었다. 실제로 암을 극복하신 분들을 만나니 마음이 한결 가벼워지고 큰 힘이 되었다. 반드시 이길 수 있다는 자신감도 생겼다.

 처음 암 선고를 받았을 때는 당연한 일이지만 온갖 부정적인 생각들과 두려움으로 가득했다. 하지만 암을 극복한 사람들의 이야기를 들으면서 나도 할 수 있다는 동기 부여와 희망을 갖게 되었다.

02

희망보다 절망을 안겨준
수술과 항암 치료

내 몸을 의사에게 맡기다

　삼성서울병원 대장 전문 허정욱 교수님은 간 담당 교수님과 상의한 결과 직장과 대장 그리고 간을 동시에 수술하기로 결정했다고 했다. 수술을 하면서 염증이 있을 것으로 판단되면 인공 항문을 사용하고 2~3개월 후에 제거할 수도 있다고도 했다. 항문을 사용할 수 없어 평생 장루를 차고 생활하는 사람들도 많은데 그나마 다행이고 복강경 수술을 하니 흉터도 없다는 것이었다.
　수술 날짜는 1월 20일로 잡아 놓았지만 대장과 직장, 간을 동시에 수술해야 하니 간 전문의 권우일 교수님과 상의한 후에 정확한 날짜를 정하겠다고 했다. 왼쪽 간에서 오른쪽 간 끝부분에 암 덩어리가 있는데, 수술이 끝나고 조직 검사를 한 후에 항암제 치료를 할 것인지 방사선 치료를 할 것인지 결정하겠다고 한다. 수술 자체가 불가능한 환자들도 많은데, 수술을 할 수 있는 것만으로도 다행이라 생각하며 하느님께 감사하는 마음이 들었다.

큰딸의 친구 정원이의 아버지인 이문굉 형님은 32년 전 쓰러져서 병원에 실려가 이틀 만에 깨어났는데 소장암 진단을 받고 수술을 했다. 나중에는 백혈병으로, 그리고 간 전체가 암으로 뒤덮여 종양이 움직이는 것이 느껴질 정도로 심각했다. 그렇게 몇 번이나 사형 선고를 받았으나 모두 이겨내고 33년째 잘 먹고 잘 살고 있다며 겁내지 말고 수술받고 치료하라고 격려해주었다.

수술 전에 이발과 염색을 하고 목욕탕에 가서 체중을 재어보니 한 달 사이에 5kg이나 줄어 있었다. 순간 공포가 엄습했지만 다시 한번 마음을 다잡았다. 불안한 마음에 수없이 찾아봤던 인터넷 검색도 하지 않기로 했다. 인터넷 정보는 부정적인 글로 가득해 도리어 내 마음만 약해질 뿐이었다. 오직 암을 극복하신 이이들 친구 아버지 두 분의 말씀만 믿고 그들보다 더 지독하게 투병하리라 다짐했다. 심지어 속세와의 인연을 끊기로 마음먹기도 했다.

수술 후 항암제 치료를 하는 데만 6개월 정도 걸린다고 했다. 내게는 너무 긴 시간이었다. 나는 사실 항암제 치료에 부정적이었지만 아이들의 성화에 못 이겨 6회만 받아보기로 했다. 병원에서는 12회를 받아야 한다고 했다. 나는 하루라도 빨리 시골로 내려가 산속에서 살고 싶은 마음뿐이었다. 이제 나의 몸뚱이는 의사들에게 던져 놓기로 했으니 직장과 대장을 전부 제거하든 간을 잘라내든 오직 수술이 잘되기만을 바랄 뿐이었다. 그 이상 내가 할 수 있는 일이 없었다.

막연한 기대로 시작한 수술

2015년 1월 19일 입원해서 20일 수술을 하고 2월 13일 퇴원했다. 항문만 살리고 직장을 전부 제거했다. 수술 전에는 인공 항문으로 대체할 수도 있다고 했는데 그나마 다행이었다. 대장 일부를 같이 제거하고 한쪽 간을 60% 제거하면서 부득이 간에 붙어 있는 한쪽 담도까지 떼어내고 다른 담도로 연결해 놓았다고 한다. 원래는 5시간 수술 예정이었는데 2시간이나 길어져서 7시간 동안 수술을 하고 마취에서 깨어났다. 수술 전에는 복강경 수술로 흉터가 없다고 했는데, 직장과 대장만 복강경 수술이고, 간은 개복 수술이라 오른쪽 가슴 밑으로 수술 자국이 크게 남았다.

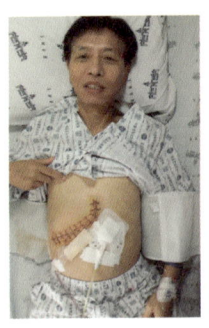
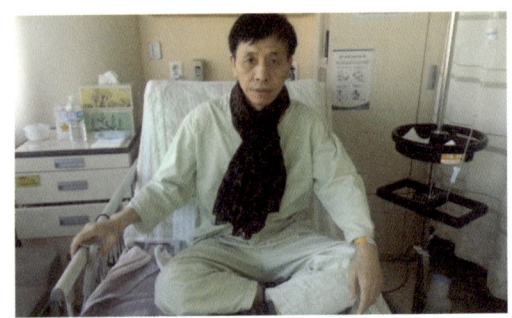

수술은 잘됐다고 하니 이제부터는 나의 의지로 투병해야 했다. 우선 아픈 몸을 억지로 움직이며 천천히 복도를 걷기 시작했다. 그런데 목소리가 전혀 나오지 않았다. 며칠 지나면 제 목소리가 나올 테니 걱정 말라고 했다. 그동안 펜으로 글씨를 써 가면서 대화를 나눴다. 수술 후 이틀 정도 지나 간병인이 눈 주변이 노란 것을 보니 아무래도 황달이 온 것 같다고 했다. 깜짝 놀라 거울을 보니 정말 얼굴에 황달기가 역력했다. 그러고는 매일매일 황달 수치가 조금씩 올라갔다.

담도가 막혀 담즙이 흐르지 못하는 것이니 내시경으로 스텐스 시술을 해야 한다고 했다. 의사는 걱정하지 말라고 하지만 형님이 간경화로 황달이 오고 나중에는 흑달로 변해 사망한 것을 똑똑히 기억하기에 더 불안할 수밖에 없다. 1월 25일 스텐스 시술을 받았지만 담도가 너무 좁아서 실패했다. 다음 날 다른 의사가 시술을 했지만 역시나 실패했다.

이제는 담도에 관을 삽입해 옆구리를 뚫어 몸 밖으로 담즙 주머니를 달아 담액을 빼낼 수밖에 없었다. 하지만 이 시술마저 세 번(1월 28일, 29일, 2월 3일)이나 시도했지만 실패했다. 담관 삽입 실패는 둘째 치고 무리하게 시술할 때마다 엄청난 고통이 따랐다.

담관 삽입 시술 첫날 의사가 수술실에 들어와 스텐스 삽입에 성공했어야 했는데 이 시술은 굉장히 힘들다고 혼잣말로 중얼거리며 한숨을 내쉬었다. 시술 중에 계속 숨을 참으라고 하며 담도를 찔러대는 것을 느낄 수 있었다. 엄청난 고통과 함께 온몸에 식은땀이 흘러 간호사는 나를 꼭 잡고 연신 얼굴의 땀을 닦아주었다.

수술 전에는 《삼국지》의 독화살을 맞은 관운장이 화타가 뼈에 묻은 독을 제거할 때 신음 소리 한 번 내지 않고 바둑을 뒀다는 이야기를 떠올리며 나도 어떠한 고통도 참으리라 다짐했다. 하지만 그 고통은 정말 상상 이상이었다. 이렇게 아픈 시술을 왜 수면 마취를 하지 않고 하는지 이해가 되지 않았다. 그래도 성공했으면 좋았을 텐데, 한참 시술을 하면서 화면을 더 키우라고 하더니 오늘은 눈이 더 침침해서 잘 안 보인다고 하는 것이었다. 그러고는 담도 구멍이 너무 좁아 머리카락 굵기의 시술구도 들어가지 않는다며 다음을 기약하자고 했다.

엄청난 고통으로 고개마저 움직일 수 없을 정도로 녹초가 되었다. 시술에 실패하고 나니 겁이 나기 시작했다. 입원실로 올라와 통증이 가라앉자 천천히 복도를 걸으며 운동을 했다. 하지만 갑자기 시술 부위에 통증이 밀려와 그대로 주저앉고 말았다. 옆구리에 꽂아놓은 관을 타고 피가 나오기 시작했다.

황급히 지혈제를 주사하고 이틀 동안 계속 피가 나오고 나서야 진정되었다. 그러는 중에 황달 수치는 계속 올라가고 얼굴의 황달은 점점 심해졌다.

2월 2일 월요일, 집도 의사가 박광보 교수님으로 결정되었다. 삼성서울병원에서 담도 분야 최고 권위자였다. 오후 4시경에 또다시 이동 침대에 누워 시술실로 갔다.

시술이 시작되고 한참 시간이 흘렀는데도 끝날 기미가 보이지 않았다. 의사는 약간 당황한 모습으로 마취약을 빨리 넣고, 10.5mm 관으로 바꾸라고 했다. 이때부터 나와 의사의 사투가 시작되었다. 엄청난 고통이 시작되었는데 나에게 "참을 수 있겠냐" 물었다. 지금 포기하면 또다시 시술을 받아야 하는데 설마 죽기야 하겠냐는 심정으로 참을 수 있다고 대답했다.

온몸이 땀으로 흠뻑 젖었고 시간이 어느 정도 흐른 후 이번에는 관을 더 작은 8.5mm 관으로 바꿔오라 했다. 그리고 뭔지는 모르겠으나 12로 올리라고 하더니 계속해서 20까지 올리고 난 후 의사의 한숨 소리와 함께 시술이 끝났다.

나는 녹초가 된 채 병실로 옮겨졌다. 나중에 알고 보니 아예 담도 구멍이 없어 머리카락처럼 가장 가느다란 관을 임시로 꽂는 데 성공했다고 한다. 그렇게 시술이 끝나고 후유증으로 등이 아파 누울 수가 없는 데다 속이 울렁거려 퇴원할 때까지 거의 식사를 하지 못했다. 왼쪽 옆구리를 뚫어 담즙 주머니를 통해 담즙을 빼내야 했기에 오른쪽으로만 누워 잠을 자야 했다. 한쪽으로만 누워서 잠자기도 힘들어서 결국 탁자에 엎드려 잠을 청할 때도 있었다. 그렇게 시간이 흘러 2월 13일 담즙 주머니를 친 채 퇴원을 했다.

예상치 못했던 담도 때문에 입원 기간이 길어졌다. 퇴원 후 해인리 시골로 내려가려고 황토방 도배를 하고 냉장고와 TV도 들여놓았는데, 움직이기도 힘든 몸으로 노인 혼자 사는 곳에서 폐가 될까 봐 그냥 집에 머물렀다. 하루에 3회씩 족욕도 하고 속이 메스껍지만 억지로라도 음식을 조금씩 먹었다.

23일에는 항암 치료를 하기 위해 진료를 받아야 하고, 담도 시술을 하고 한 달 뒤에는 10.5mm 관으로 교체해야 했다. 그리고 2개월이 지나면 12.5mm 관으로 교체하고 상태가 좋아지면 스텐스 시술을 해야 한다. 항암 치료와 함께 앞으로 6~7개월 정도 소요될 예정이었다.

수술 후 목소리가 계속 나오지 않아 이비인후과를 찾아갔다. 한쪽 성대가 거의 움직이지 않아서 그런 것이니 기다리라고 했다. 목소리는 두 달 동안이나 나오지 않았다. 퇴원 후 족욕과 운동(운동이래야 천천히 걷는 것이 전부였다)을 하며 몸 관리를 하는데 어찌 된 영문인지 몸 상태는 조금도 나아지지 않았다. 조금만 걸어도 숨이 차고 등이 아파서 소파에 기댈 수도 없었다. 입맛이 전혀 없어 밥을 먹을 수도 없었고, 음식 냄새만 맡아도 구토가 나올 정도였다.

몸이 좋지 않으니 앞으로 해야 할 세 번의 시술과 항암제 치료가 걱정이었다. 이대로라면 과연 내가 버텨낼 수 있을까 하는 생각이 들었다.

케모포트 시술조차 쉽지 않은 몸

항암제 치료를 원만히 받기 위해 병원에서 항암제를 투여할 케모포트 삽입 시술을 받는 날이었다. 오전 9시 40분에 도착해 오른쪽 가슴 윗부분에 그림을 먼저 그리고 오전 10시 30분 수술을 위해 대기실에서 기다렸다. 앞 환자의 케모포트 시술이 조금 지연된다는 연락이 왔는데, 2시간이 넘도록 끝나지 않았다. 앞 환자가 시술을 받던 중 혈관이 터지는 응급 상황이 발생했다는 것이었다. 결국 5시간을 꼬박 기다린 끝에 수술실로 들어갔다. 나에게 시술할 의사는 조금 전 앞 환자를 시술한 사람이었다. 케모포트 시술을 하는 의사가 한 명뿐이라 어쩔 수 없었다.

담도 협착증으로 시술에 대한 공포가 있었지만 부작용을 감수한다는 동의서에 서명을 하고 들어갔다. 우려와는 달리 1시간 만에 성공적으로 시술을 마칠 수 있었다. 케모포트 시술은 오른쪽 가슴 윗부분에 500원짜리 동전 크기의 조형물을 삽입하고 정맥으로 관을 연결해 매번 혈관을 찾는 번거로움을 최소화해 항암제 치료를 효율적으로 할 수 있다.

시술을 마치고 조카와 병원을 나오는데 이상하게 배가 고팠다. 암 수술 후 한 달이 넘도록 입맛이 없어 밥을 목구멍으로 넘기기가 힘들었는데, 오늘은 이상하게 병원에 오기 전부터 입맛이 당기는 것을 수술 때문에 금식을 하고 있었다.

수술 후에는 죽을 먹으라는 말을 무시하고 성남에 있는 보신탕집으로 가서 보신탕 한 그릇을 뚝딱 비웠다. 그동안 보신탕이나 수육은 살기 위해 어쩔 수 없이 조금씩 먹었는데 식욕이 좋아진 것이 이해되지 않았다.

곰곰이 생각해 보니 지난번 일본에서 찾아왔던 동생 부부가 권했던 비타민 C가 떠올랐다. 세계 100대 의사에 들어가는 서울대 이왕재 교수님의 비타민 예찬론을 이야기하면서 완곡히 권유해 며칠 전부터 섭취했던 기억이 났다. 문득 비타민 C 효과가 아닐까 생각했지만 며칠 복용했다고 이렇게 변할 수 있을까 하는 의문도 들었다.

언젠가 방송에서 이왕재 교수님이 출연해 비타민 C 효과에 대해 말하면서 표준 권장량이 아닌 고용량 요법을 주장하는 것을 본 적이 있다. 그분의 장인어른이 당뇨로 한쪽 눈을 실명했는데 비타민 C를 섭취하고 시력을 되찾았다는 기적 같은 이야기를 했다. 부모님과 장모님이 앓고 있던 병과 뇌졸중도 비타민 C 요법으로 큰 효과를 보았다는 것이었다.

내가 먹는 식단 중에 변한 것은 비타민 C밖에 없었으니 계속 복용하면서 관찰해 보기로 했다. 일반적으로 비타민 C의 하루 권장량은 1000mg이다. 그런데 이왕재 교수님은 하루에 6000mg 이상 섭취하라고 했다.

3월 2일 병원에서 여러 가지 검사를 한 후 항암제 치료를 하고, 3월 9일은 10.5mm 관으로 교체하는 시술을 하기로 했다. 항암제 치료는 시작하기 전이어서 부작용이 얼마나 심한지 모르니 당장은 담도 교체 시술이 더 걱정되었다. 담도에 관을 꽂는 시술에서 느낀 고통과 후유증으로 아직도 등이 아파 바로 누워 잠을 잘 수가 없고, 숨이 차서 걷기도 힘들었다.

그런데 항암제 치료와 담도 시술을 동시에 하며 6~7개월을 치료해야 한다는 것이었다. 처음 수술을 할 때만 하더라도 어떤 고통도 이겨낼 것이라는 자신감이 있었다. 하지만 예상치 못한 담도 협착증으로 시술의 고통을 겪고 나니 병원 자체가 두려움으로 다가왔다.

암보다 더 힘든 담관 시술

3월 2일 월요일 오전 8시 30분, 병원에 도착해서 각종 검사를 하기로 했다. 대장암센터에서 항암제 치료를 위한 혈액검사를 하고 엑스레이 촬영을 하려고 옷을 갈아입는데 옆구리 쪽이 축축해서 확인해 보니 담즙관이 분리되어 담즙이 몸 밖으로 흘러내리고 있었다. 황급히 응급조치를 하고 담즙 주머니를 교체했다.

검사를 모두 마치고 혈액 종양 외래 진료를 받는데 오늘 당장 항암제 치료를 하자고 했다. 오후 2시부터 5시간 동안 항암제를 맞고 오후 7시에 48시간 항암제 치료를 하는 항암약이 담긴 공 주머니를 허리에 차고 퇴원했다. 나의 정확한 진단명은 대장암 4기였다.

항암제 치료를 받기 시작하면 각종 부작용과 머리카락이 빠진다고 한다. 이미 각오했던 일이지만 막상 항암제를 맞으려고 하니 걱정이 되었다. 이왕 머리카락이 빠질 거라면 미리 삭발을 하는 것이 좋을 것 같았지만 그래도 미련이 남아 간호사에게 물어 보았다. 간호사는 머리카락이 빠질 수도 있고 안 빠질 수도 있으니 상황을 봐서 결정하라고 조언했다. 집으로 돌아왔는데 밥은 도저히 넘어가지 않을 것 같아 칼국수를 끓여서 억지로 한 그릇을 먹었다. 병원에서 처방해준 것은 설사가 났을 때 복용하라는 약과 속이 메스꺼울 때 먹는 약이었다.

집에 오자마자 설사가 나왔는데 심하지는 않지만 계속되었다. 나중에는 화장실을 너무 자주 가서 항문이 아파 변을 볼 수 없었다. 설사약을 먹고 침대에 누워 잠이 들었다 깨어나니 항문의 고통도 줄어들었다. 항암 후유증으로 언제 또 식사를 못 할지 몰라 조금이라도 먹을 수 있을 때 과일과 음식을 억지로 먹어두었다. 항암 이틀째에는 별다른 부작용 없이 계속 딸꾹질만 났다. 여동생이 유방암으로 투병 생활을 할 때 족욕으로 효과를 많이 봤다고 해서 나도 하루에 족욕을 세 번씩 했다.

3월 3일 항암제 치료를 마치면 김천 해인리로 내려가 정원이 아버지와 같이 생활하기로 했다. 하지만 지금 몸 상태로는 되레 폐를 끼칠 것 같아 서해안 안흥항이나 영흥도에 방을 하나 얻어 건강이 회복될 때까지 잠시 머물까 싶었다. 요즘 한창 황사가 심한데 아파트 문을 열어놓을 수도 없고 무엇보다 폐기종으로 인해 숨쉬기가 거북해 도시 생활을 할 수 없었다. 또 병 수발을 드는 가족들이 힘들어하는 모습을 보고 있기도 불편했다. 힘들더라도 혼자 투병 생활을 하는 것이 마음 편할 것 같았다.

이제부터는 나 혼자만의 길고 외로운 투병 생활이 시작될 것이다. 대장암 4기면 시한부 인생이라고 하지만 나는 그 말에 절대 동의할 수 없었다. 나는 오직 하느님만 믿고 최선을 다해 이겨내리라 다짐했다. 지금 현재 죽음의 공포도 전혀 없고 오직 이겨낼 수 있다는 자신감만 가득했다. 인간이 얼마나 독한지 꼭 보여줄 것이다.

항암 부작용의 두려움

3월 4일 오후 4시경 간호사가 집으로 와서 항암 치료제를 제거했다.

속이 메스꺼워서 음식을 먹기가 힘들고 입안이 항상 건조한 것 외에는 참을 만했다. 대부분의 환자들은 아예 식사도 하지 못하고 누워서 지낸다는데 다행히 나는 억지로라도 조금씩 먹을 수 있었다. 아이들이 항암제 부작용을 예방한다는 치약과 비누를 사왔는데 효과가 있는지는 모르겠다. 이문굉 형님이 오늘도 격려의 글을 보내 주었는데 마음의 위로가 되어 소개해 본다.

"항암제 치료의 부작용을 겁내지 마세요. 부작용에 대해 여러 가지 이야기를 들었겠지만 저보다 심한 경우는 드물 겁니다. 암 환자 10만 명 중 1명이 혈액암 환자이며 혈액암은 불치병으로 알려졌지만 저는 지금까지 견디고 있잖아요. 13년 전에 처음 항암제(글리벡)를 복용할 때 부작용이 36가지나 되어 처음 두 달간은 너무 아파서 자살하고 싶은 마음까지 들었어요. 가끔 아픈 것이 아니라 하루 24시간 낮이나 밤이나 계속 아프니 미쳐버릴 것 같았죠. 모든 것은 마음먹기 나름이에요. 어떤 아픔이나 고난도 저에게는 아무것도 아니에요."

문굉 형님에 비하면 지금 나는 비교할 수 없을 정도로 좋은 조건에서 치료를 받고 있는 것이었다. 불과 몇 개월 전 3개월을 넘기지 못한다는 시한부 선고를 받고도 또다시 병을 이겨내고 지금도 건강하게 생활하는 모습을 보니 지금 내가 겪고 있는 불편함과 고통은 투정이라는 생각이 들었다. 문굉 형님의 기적 같은 삶에 경의를 표하며 나 역시도 암을 극복하리라 또다시 다짐했다.

누구도 대신 싸워주지 못한다

3월 8일 담관 확장 시술을 하기 위해 삼성서울병원에 입원했다. 다음 날 오후 3시에 시술을 받기 위해 대기실에서 기다리고 있는데 오늘도 역시나 먼저 들어간 환자의 시술이 지연되었다. 시술할 때의 고통이 떠올라 마음이 편하지 않았다. 하지만 다행히 1시간 20분 기다린 끝에 들어가 별 고통 없이 20분 만에 끝났다. 큰 관으로 바꿔 담즙이 밖으로 많이 나오지 않을 테니 담즙 주머니는 떼도 되고, 몸 상태가 좋으니 내일 퇴원해도 된다고 했다.

기분 좋게 저녁을 먹는데 저녁 8시쯤 갑자기 오한이 들면서 온몸이 사시나무처럼 떨렸다. 간호사가 달려오고 옷을 하나 더 껴입고 이불을 2개 더 덮고 핫팩을 가슴에 안고 있어도 소용없었다. 어쩔 수 없이 다시 담즙 주머니를 달고 주사를 맞은 다음에야 한기가 멈췄다.

다음 날도 저녁이 되니 또다시 전날처럼 오한이 들면서 온몸이 떨렸다. 담당 의사는 수술을 하면서 염증이 생긴 것 같다며 항생제를 투여했다. 그렇게 퇴원은 물거품이 되었고 금요일이 되어서야 몸이 정상으로 돌아와 담즙 주머니를 찬 채 토요일 퇴원했다. 이번 고열로 인해 월요일 항암제 치료를 연기해야 할 수도 있다고 했다.

일주일 동안 무엇보다 아쉬운 게 목욕이었다. 담즙관 시술 부위를 방수포로 붙이고 조심스럽게 목욕을 하니 기분도 한결 좋아지고 식욕도 살아났다. 이런 극한 상황에서도 목욕을 하는 즐거움을 느낀다는 사실이 놀라울 뿐이었다. 항암 1차도 끝나는 시기라 식욕도 돌아왔다.

항암제 치료가 끝나는 6개월 동안 집에서 생활할 수는 없을 것 같았다. 그렇다고 김천 해인리의 문꽹 형님에게 가자니 몸 상태가 너무 안좋아 오히려 폐가 될 것 같았다. 6개월 정도 혼자 있을 곳을 생각하다 서해안의 섬이 떠올랐다. 예전에 골드리조트와 태안비치CC에 골프를 치러 가본 적도 있고 숙박을 해보기도 했던 신진도로 향했다.

오랜만에 직접 운전해서 고속도로를 달리니 조금 낯설었다. 1시간쯤 운전을 하니 손에 쥐도 나고 항문에서 반응이 오기 시작했다. 직장을 완전히 제거하고 대장까지 일부 제거한 상태라 변을 모아둘 곳이 없기 때문에 계속해서 변이 나오려고 했다. 서해대교에 있는 행담도 휴게소에 들렀다가 다시 신진도로 향했다.

펜션 한 곳에 들어가 알아보니 11평에 주방 시설과 TV, 냉장고가 갖춰져 있는 방이 월세가 50만 원이라고 했다. 창문을 여니 바다도 보이고 경치가 좋은데 주변에 아무것도 없어 차 없이는 생활하기에 불편할 것 같았다.

우선 5만 원에 하루 묵기로 했다. 신진도 다리를 건너 상가가 밀집돼 있는 안흥항으로 가서 주꾸미 2만 원어치 6마리를 샀다. 식욕이 없어 걱정했는데 우려와는 달리 6마리를 다 먹었다. 라면 사리도 반 개 먹고 오랜만에 과자 한 봉지와 요구르트 4개, 생수를 사서 펜션으로 돌아왔다. 그런데 보일러를 틀어 놓았다고 하는데 온기가 전혀 없었다. 이불 위에 전기장판을 깔아놓았지만 공기가 너무 차고 TV도 나오지 않았다. 어쩔 수 없이 주인장에게 양해를 구하고 다른 모텔로 갔다. 3만 원에

방도 따뜻하고 컴퓨터까지 갖춰져 있었다.

다음 날 새벽 6시에 모텔을 나와 신진도 이곳저곳을 둘러보고 펜션과 민박을 몇 군데 알아보았다. 예전에 단체 골프 라운딩을 왔을 때 갔던 바지락국밥집에 들르니 노인 부부가 여전히 식당을 지키고 있었다. 바지락국밥으로 아침을 먹고 신진도에 있는 불꽃민박에 전화를 하니 월세가 40만 원이라며 방을 보고 흥정하자고 했다. 방은 작고 볼품없었지만 따뜻하고 아늑해서 혼자 있기에는 불편하지 않을 것 같아 계약을 했다.

마침 주인아주머니도 췌장암 수술을 하고 요양 겸 펜션을 운영하신다며 꼭 묵으라고 간곡히 권했다. 방을 계약하고 집으로 올라오는 길에 행담도 휴게실에 들러 반건조 오징어를 사서 차 안에서 한 마리를 다 먹었다. 다음 날 2차 항암제 치료를 해야 하기에 많이 먹어 두는 것이 좋았다. 그런데도 병원에서 몸무게를 달아 보니 57.7kg로 2kg이 더 줄어 있었다.

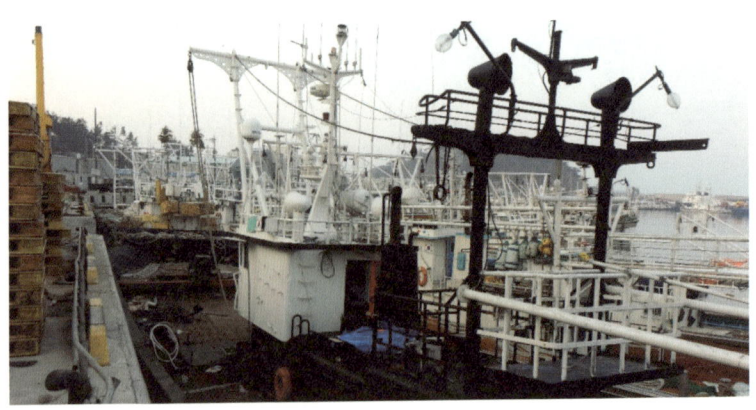

신진도에서 외로운 투병 생활

3월 16일 신진도 불꽃민박으로 왔다. 혼자만의 투병 생활이 시작된 것이다. 새벽에 일어나 신진도 부두를 걷고 옆에 있는 마도(작은 섬) 등대까지 갔다 오거나 반대로 안흥교를 건너갔다 다시 돌아오기도 했다. 신진도 이곳저곳을 돌아다니다 보니 몸이 조금 회복되어 작은 산에 오르기도 했다. 이렇게 열심히 조금씩 운동하다 보니 다리에 아주 조금 근육이 생긴 것 같았다. 아직은 수술 후유증으로 계속 변이 나오는 바람에 운동을 오래 할 수도 없고 앉아 있으면 더 변이 나오려고 해서 누워 있을 수밖에 없다.

작고 보잘것없는 방이지만 혼자 화장실을 쓸 수 있어서 좋았다. 시도 때도 없이 나오는 변 때문에 하루에도 10번 이상 속옷을 갈아입어야 하고 아예 화장실에 있는 시간이 더 많을 정도로 변이 조절되지 않았다. 또 한 가지 불편한 점은 새벽에 운동을 나가면 거의 매일 안개가 껴 있고 황사와 미세먼지가 많은 것이었다. 이제 어느 정도 몸을 자유롭게 움직일 수 있으니 김천 해인리 문꾕 형님에게로 가는 것이 좋을 듯했다.

담즙 주머니를 차고 있어 샤워는 하지 못하고 수건에 물을 적셔 몸을 닦아내는 정도로 만족했지만 머리는 매일 감아야 했다. 여느 날과 다름없이 머리를 감는데 손가락 사이로 뭔가 엉키는 느낌에 깜짝 놀라 손을 펴서 보니 머리카락이 엄청나게 빠져 있는 게 아닌가. 항암제 치료의 후유증으로 머리카락이 빠지기 시작하는 것이었다. 올 것이 왔구나 싶으면서도 눈물이 핑 돌았다.

　마음을 진정시키고 태안 읍내 이발소를 찾아가 삭발을 해달라고 하니 사장님이 깜짝 놀라며 의아한 표정을 지었다. 그저 기분 전환을 하고 싶어서 그런다고 둘러댔다. 바리캉에 힘없이 잘려 나가는 머리카락을 보고 있자니 만감이 교차했다. 다행히 겨울이라 빵모자를 눌러 쓰고 집으로 돌아왔지만 씁쓸한 기분은 어쩔 수가 없었다. 혼자 있으니 더욱 외로움이 밀려왔다.

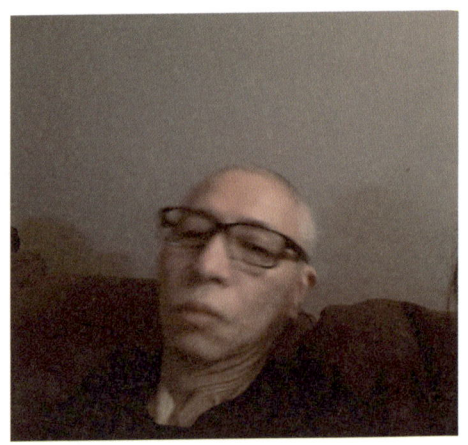

03

암과 함께
새로운 삶을 시작하다

 4월 6일 월요일 병원에서 항암제 치료를 하고, 4월 8일 김천 부항면 해인리 문꿩 형님의 집으로 이사했다. 김천은 고향이자 형수와 조카가 사는 큰집이 있고, 돌아가신 부모님과 형님도 김천천주교묘지에 안장되어 있다. 무엇보다 선후배와 친구들이 많다 보니 나의 초라한 모습을 보이고 싶지 않아 아픈 몸으로 김천에서 생활할 생각은 하지 않았다. 하지만 모든 현실적인 상황이 나를 이곳으로 오게 만들었다. 김천이라고는 하지만 시내에서 40km 정도 떨어진 산골 마을이었다. 25평쯤 되는 기와집에 방 2개, 거실, 화장실, 주방, 창고가 있고, 현대식 건물이라 생활하기에 부족함이 없었다.

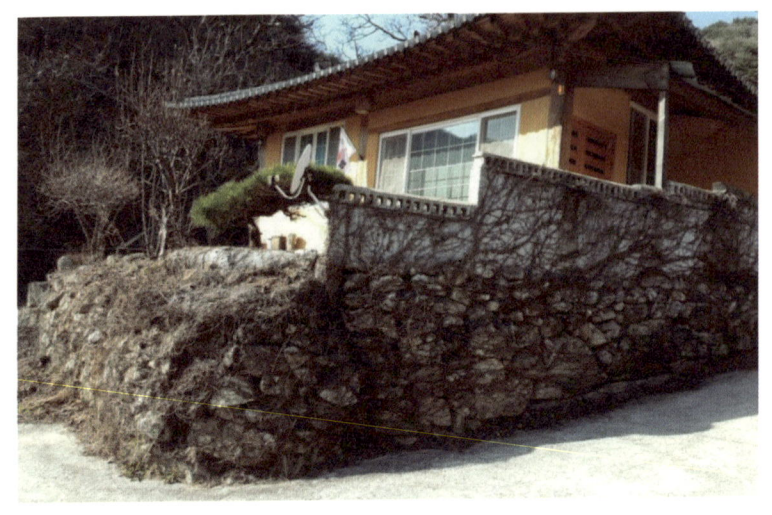

 문굉 형님과 나는 이제 생사고락을 같이 해야 하는 운명이었다. 나이도 나보다 여덟 살 위이시니 서로 편안하게 형님 아우로 지내기로 했다. 이곳에 와서 처음에는 걸음을 걷기도 쉽지 않아 도로를 따라 아랫마을까지 2km 정도 걸어갔다 오는 것으로 운동을 시작했다. 위쪽으로는 백두 대간의 중심인 삼도봉(해발 1167m)이 있고, 경상도 김천시와 전라도 무주군, 충청도 영동군의 경계가 되는 곳이었다. 김천에서 올라가는 등산 코스가 상당히 가팔라서 평일에는 등산객들을 거의 볼 수 없고 주말에만 간혹 등산객을 만날 수 있었다. 여기는 삼도봉으로 가는 길목의 마지막 동네로 약 20가구밖에 살지 않아 아주 조용해서 요양을 하기에 너무 좋은 곳이었다.
 한 달 정도 아랫마을까지 걸어 다니며 운동을 하니 몸이 조금 회복

되는 것 같아 이제는 삼도봉 쪽으로 운동을 다니기 시작했다. 삼도봉 중턱의 주차장까지는 차가 올라갈 수 있었다. 하루는 주차장을 지나 100m 정도 더 올라갔고, 다음 날은 200m 더 올라갔다. 조금씩 거리를 늘려 삼도봉 정상까지 올라가는 것이 1차 목표였다.

외로운 길의 동반자

함께 생활하는 문굉 형님은 33년 전 소장암을 시작으로 혈액암에 이어 간까지 전이되었다. 지금은 암이 간을 전부 덮어 수술을 할 수 없었다. 저녁에 잠자리에 들면 간을 완전히 덮은 암 덩어리가 이리저리 움직이는 것이 느껴질 정도라고 했다. 몇 번의 죽을 고비를 넘기고 또다시 시한부 선고를 받고 몸도 움직이지 못하는 상태로 이곳에 내려왔다. 하지만 또다시 기적적으로 일어나 지금은 식사도 잘하며 정상적인 생활을 하고 있었다. 나도 형님을 보며 큰 힘을 얻었다. 무엇보다 음식만 잘 먹어도 암은 죽을병이 아니라는 확신을 가지게 되었다.

나도 몸이 조금씩 회복되었지만 형님도 몰라보게 건강이 좋아졌다. 매일 새벽 운동을 하고 식사 준비를 하고 야채와 과일 즙을 만들어 드신다. 보통 이곳에서 재배하는 제철 과일과 채소를 많이 먹는다. 양파, 토마토는 불에 살짝 익히고 나머지는 생즙을 짜서 마신다. 사과, 바나나, 무, 양배추, 블루베리, 부추, 질경이, 귤, 레몬 등을 넣고 미리 만들어둔 포도즙을 타서 마신다.

형님과 나는 바둑과 장기를 두면서 무료함을 달래기도 했는데 승부욕이 강한 형님과 양보하지 않으려는 내 성격 탓에 가끔씩 다투기도 했다. 하지만 우리는 몸이 안 좋을 때 서로 병 수발을 들어주고 의지하며 투병 생활을 했다. 워낙 깊은 산골이라 식당까지 30분 이상 차를 타고 나가야 했다. 여행을 좋아하는 우리 두 사람은 곳곳을 다니며 외식을 즐겼다. 심지어 서로 불편한 몸으로 포항까지 1박 2일 여행을 다녀오기도 하고, 먼 삼천포까지 다녀온 적도 있다. 둘이 함께하니 투병 생활도 외롭지 않았다.

가끔 형님 가족과 우리 가족이 함께 해인리에 내려오면 가족 간에 우애를 다지며 즐거운 시간을 보내기도 했다.

33년의 투쟁을 마치고

2015년 11월 18일, 2개월 전쯤 형님이 160만 원이라는 큰돈을 주고 정체를 알 수 없는 물을 몇 상자 사오셨다. 아침 공복에 3잔을 마시고 저녁에 2잔을 마시는데 이 물을 마시면 간 전체를 덮고 있는 암 덩어리가 움직이는 것이 느껴지지 않는다는 것이었다. 이 물이 암세포를 잡아먹는 영상을 확인했다며 나에게도 마셔 보라고 권했다. 하지만 나는 단호히 거절했다.

"우리 같은 환자들은 먹을 수 있는 음식의 양이 정해져 있는데 이 물을 하루에 5잔씩 마시면 다른 음식을 먹을 수가 없습니다. 제가 보기에 형님이 30년 이상 항암제 치료를 이겨낸 것은 음식을 잘 드셨기 때문인데 곡기가 끊어지면 큰일 납니다. 이 물이 정말 암세포를 잡아먹는다면 이 물을 생산하는 기업은 돈방석에 앉아 있을 것입니다. 암 환자들의 약한 마음을 이용한 것뿐입니다. 죄송하지만 제가 보기에는 100% 거짓입니다."

간곡하게 이야기했지만 소용없었다. 형님은 한 달가량 그 물을 마셨다. 하지만 예상대로 왕성하던 형님의 식욕이 점차 떨어지기 시작했다. 예전의 절반도 식사를 못 하게 되자 심각성을 느끼기는 했지만 하루 3잔으로 줄였을 뿐 끊지는 못했다. 그렇게 잃어버린 식욕은 다시 돌아오지 않았고 이미 건강은 급속히 악화되어 식사를 전혀 하지 못하게 되었다.

형님의 소식을 듣고 아이들이 내려와 간병을 했지만 이미 골든 타임을 놓치고 말았다. 병원으로 옮겼으나 끝내 회복하지 못했다. 형님은 병원으로 옮겨가기 전에 대성통곡을 했다. 생의 절반을 투병 생활로 마감하신 본인의 삶이 너무나 기구해 터져 나온 한 서린 울음이었다. 같은 길을 걷고 있는 나의 마음도 말로 표현할 수 없는 슬픔에 빠졌다.

40세 젊은 나이에 소장암으로 시작해서 죽음과의 공포 속에서 이어져 온 기나긴 암과의 싸움에 종지부를 찍었다. 한 많은 33년간의 투병 생활 끝에 찾아온 너무도 허망한 죽음이었다. 형님의 운명이 나의 앞날을 보는 것 같아 마음이 더욱 쓰라리고 아팠다. 부디 병 없고 고통 없는 저세상에서 영면하시길 바란다.

암 환자는 외롭다

문굉 형님이 세상을 떠나고 나는 해인리 집에서 혼자 생활했다. 형님의 가족들이 내가 그 집에서 계속 요양할 수 있도록 배려해주었다. 그런데 문제가 생겼다. 메르스 때문에 온통 혼란스러운 가운데 내가 다니는 삼성서울병원에서 메르스 감염자가 계속 나온 것이었다. 항암제 치료를 6회 하고 7회 차 예약을 해 놓고 병원에 가지 못했다.

항암제 치료를 하고 나면 일주일 동안 속이 울렁거리고 메스꺼워 식사를 제대로 하지 못한다. 그러다 일주일은 그럭저럭 식사를 하고 또 항암제 치료를 한다. 그렇게 한 달에 두 번씩 12회를 하려면 6개월이 걸린다. 중간에 면역력이 급격히 떨어져서 치료받기 힘든 상태가 되면 항암제 치료를 연기해야 하니 12회에 8개월 정도 예상해야 한다. 그런데 메르스 때문에 이제는 앞을 가늠할 수 없게 되었다. 병원에 갈 수 없어 협심증 약도 처방받지 못해 남은 약만 복용하고 있었다.

처음 수술을 받고 항암제 치료 문제로 아이들과 많은 의견 다툼이 있었다. 나는 항암제 치료에 대해 지극히 부정적인 생각을 가지고 있었다. 하지만 아이들은 우선 암세포를 무력화하기 위해 항암제 치료를 반드시 해야 한다는 의견이었다. 결국 항암제 치료를 해보고 상황에 따라 언제든지 중단해도 된다는 데 합의했다.

메르스 사태로 한 달 만에 병원을 방문했다. 항암제 치료에 부정적이었던 나는 결국 방사선과 교수님과 허정욱 교수님, 권우일 교수님께 항암제 치료를 하지 않겠다고 선언했다.

그렇게 정리를 하고 나니 오히려 마음이 홀가분했다. 항암제 치료는 나에게 고통만 줄 뿐 아무런 효과가 없었다. 항암제 치료 후유증인지는 모르겠으나 오른쪽 어깨를 전혀 쓸 수가 없었고, 어쩌다 등산을 하다가 미끄러져 오른손으로 나무를 잡으면 소스라칠 정도로 통증을 느끼고 주저앉았다. 추운 겨울이라 눈 덮인 산을 오르다 보면 콧물이 계속 흐르는데 보통 불편한 게 아니었다. 앉았다 일어나면 현기증이 나고, 가만히 있어도 숨 쉬기 힘들 때가 있었다.

매운 음식은 아예 먹지 못하고 찬물도 마실 수 없었다. 간혹 식당에서 밥을 먹을 때면 땀이 비 오듯 흘러 다른 사람들과 같이 먹기가 힘들었다. 등산을 하면 몸이 땀에 젖어 한기가 오고 온몸이 사시나무처럼 떨렸다. 그럴 때면 두꺼운 이불을 덮은 채 꼼짝도 못 하고 온종일 누워 있어야 했다. 그야말로 몸 상태가 최악이었다. 도저히 회복될 것 같지 않아 점점 자신감마저 잃어갔다.

하지만 이렇게 포기할 수 없었다. 병원에 가는 날을 제외하고는 아무리 추워도, 눈이 오나 비가 오나 삼도봉을 올라갔다. 한겨울 눈이 오면 멧돼지 발자국과 고라니 발자국, 그리고 내 발자국밖에 없는 산을 오르내렸다. 아직도 목소리가 잘 나오지 않아 올라갈 때는 기도를 하고 내려올 때는 노래도 부르고 고함도 질렀다. 어느 때는 끝없는 서러움에 큰 소리로 울면서 죽어라 운동을 했다. 움직이면 변이 나오려고 하는데 그 자리에 서서 항문에 힘을 주고 5초 정도 참으면 반응이 사그라졌다. 하루에도 수백 번 반응이 오고 참기를 반복했다.

원인 모를 한기가 시도 때도 없이 찾아올 때마다 두꺼운 이불을 덮고 따뜻한 오미자차를 몇 번이나 마셨다. 그래도 전에 비하면 몸이 많이 좋아진 편이었다. 전에는 무슨 방법을 써도 한기가 가시지 않아 며칠씩 힘들었는데 지금은 하루 정도 쉬면 나아졌다.

항암제 후유증이라는 것이 오늘은 여기가 아프고 내일은 저기가 아픈 것이다. 피부로 나타나기도 하고 속에서 올라오기도 하고 예측할 수가 없다. 이렇게 암 환자를 살리기도 하겠지만 지독하게 괴롭히기도 하는 항암제 치료에 대해 나는 대체적으로 부정적인 편이다. 다시 돌아간다면 항암제 치료를 아예 하지 않을 것이다.

떠오르는 태양이 나를 비출 때

2016년 1월 1일 새벽 5시에 일어나 삼도봉 해맞이 행사에 참석하기 위해 마을회관으로 갔으나 아무도 없었다. 평소에는 1시간 10분 정도면 삼도봉까지 등반할 수 있었지만 전날 내린 눈이 여전히 쌓여 있고 아직은 칠흑 같은 어둠이 깔린 시간이었다. 멧돼지도 신경 쓰이고 무엇보다 항상 칼바람이 부는 삼도봉 정상에서 해맞이를 기다리는 동안 땀을 흘린다면 체온을 유지하기 어려워질 것 같아 속도를 낼 수 없었다. 천천히 등반을 같이 할 사람을 기다렸으나 아무도 오지 않아 어쩔 수 없이 혼자 출발했다. 원래 평일에는 등산객이 거의 없는데 7시쯤 정상에 오르니 꽤 많은 사람들이 모여 있었다.

저 멀리 능선이 붉게 물들면서 해가 올라왔다. 사람들이 함성을 지르며 사진을 찍고 소원을 빌었다. 나도 가족과 나의 건강, 우리 가족과 주위 사람들 모두의 꿈이 이루어지기를 소원하며 기도했다.

정상에서 50분 정도 있으니 손발이 너무 시렸다. 며칠 전부터 스마트폰 저장에 문제가 있는지 사진을 제대로 찍을 수 없었다. 산 정상은 영하 15도 정도 되는 것 같았다. 그래도 몸을 계속 움직이며 기다리다 사진을 몇 장 찍었다.

어렵게 해돋이를 마치고 내려와 마을회관에 도착하니 동네 주민들이 신년제를 지내고 떡국을 먹고 있었다. 전날 옆집 아주머니가 꼭 떡국을 먹으러 오라고 했는데, 매번 거절할 수도 없어 용기를 내서 참석했다.

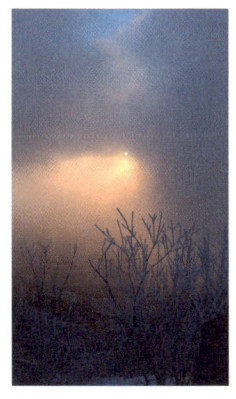
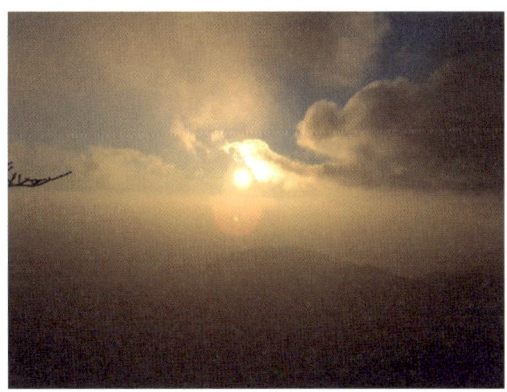

이번 겨울은 몸이 안 좋아서인지 유난히 추웠다. 그래도 나는 산행을 멈추지 않았다. 그동안 짧게나마 암 투병 생활을 해 보니 음식과 운동이 이 싸움에서 이기는 관건이라는 생각이 들었다.

2월이 가까워 오는데도 추위는 꺾일 기색이 없었다. 연일 최강 한파가 몰아치고 바람도 매서웠다. 주차장에 버스 한 대가 보였다. 산악회에서 등산을 온 모양이다. 이 한파에 혼자 산행하지 않아도 되겠구나 싶어 반가웠다. 등산객들은 중간중간 쉬면서 커피를 마시고 더러는 술을 마시는 것 같았다. 추위를 이기려는 것 같았지만 산 정상까지 올라갈 것 같지는 않았다. 산 중턱에 있는 약수터까지 등반하고 모두 하산하는 것이었다.

결국 오늘도 혼자 산에 올라갔다. 이렇게 추운 날 등산을 하면 쉴 새 없이 나오는 콧물이 문제였다. 항암제 치료 후유증인지 콧물이 계속 나오는데 장갑과 마스크를 벗고 코를 풀고 나면 얼굴과 손이 시리지만 달리 방법이 없었다.

산 정상에 올라가니 눈이 바람에 쓸려 무릎 위까지 쌓여 있었다. 등산로 계단은 보이지 않고 차가운 바람이 세차게 불어 포기하고 내려오고 싶은 마음이 굴뚝같았지만 언제나 그렇듯 끝까지 올라갔다.

산골 마을에서 별다른 치료도 하지 않고 있는 내가 걱정스러웠는지 두 딸과 사위, 손녀, 문굉 형님의 아이들까지 모두 해인리로 찾아왔다. 아이들이 개를 4마리나 데리고 와서 집이 갑자기 번잡스러워졌다. 사람과 개가 어울려 정신없는 2박 3일을 보냈다. 늘 혼자 가던 등산로에서 썰매를 타기도 하고 신나게 놀다가 모두 서울로 올라갔다.

시골에 혼자 덩그러니 남아 있으니 온몸에 힘이 빠지고 아무것도 하기 싫었다. 등산도 하지 않고 하루 종일 누워서 보냈다. 이러면 안 된다는 생각이 들었지만 몸이 움직여주지를 않았다. 어제 썰매놀이를 한 사진들과 동영상들을 서로 주고받으며 그나마 즐겁게 웃었다. 삼도봉 등산로에서 눈썰매를 타는 아이들의 모습이 너무도 유쾌해 보였다. 이곳에 눈썰매장을 만든다면 길이와 경사면이 엄청날 것이다. 내일부터 더욱더 나를 채찍질해야겠다는 다짐을 하면서 하루를 마감했다.

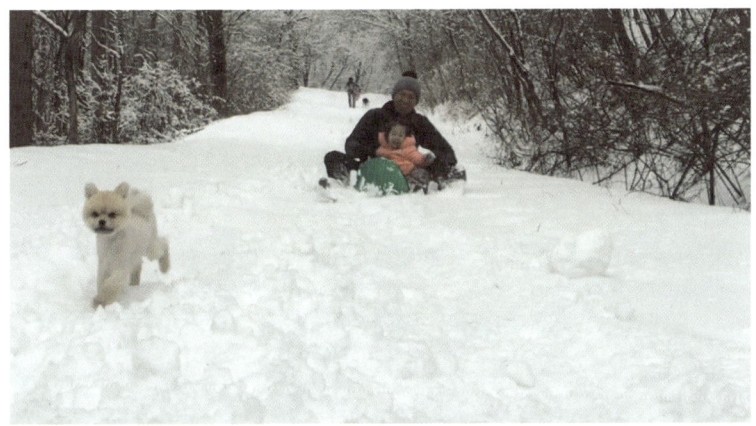

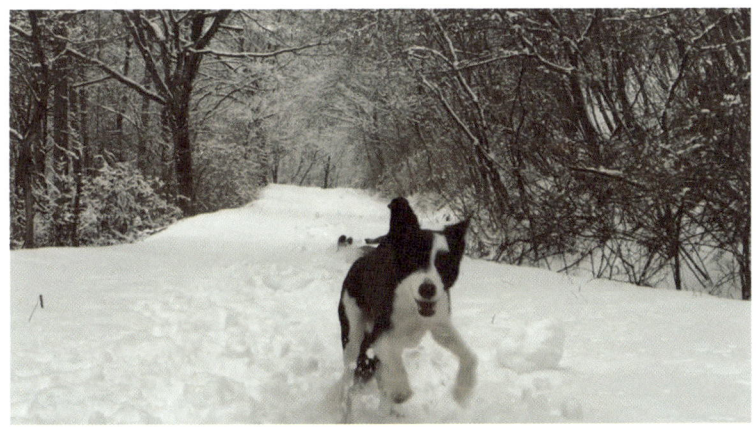

마음을 열기까지

설 연휴 마지막 날이다. 점심때 설맞이 주민 인사를 겸해 식사를 준비했으니 참석하라는 방송이 나왔다. 아침 일찍 등산을 마치고 마을회관으로 갔다. 20가구 정도 사는 작은 마을이고 대부분 연세가 많은 노인들인 데다 홀로 사시는 분들이 많았다. 나는 그분들과 식사를 하고 덕담을 나눴다. 처음 이곳에 왔을 때는 은근히 텃세도 있었다. 하지만 내가 하루도 빠짐없이 추운 겨울 새벽 등산을 하고 삼도봉 바로 밑에 있는 산삼약수터에서 매일 2리터짜리 페트병 6개에 약수를 떠 와서 동네 노부부에게 드리는 것을 보고 마음을 열기 시작했다.

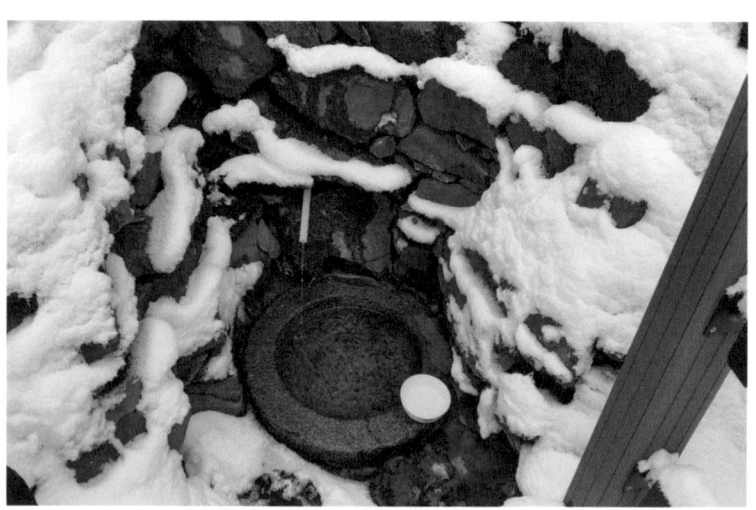

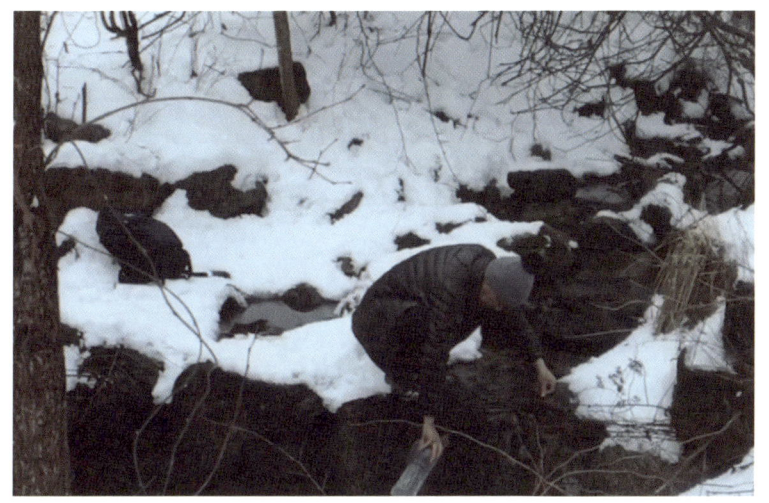

 마을 사람들은 내가 암 환자인 줄 모르고 함께 술을 마시며 이야기하고 싶어 했지만 나는 장시간 앉아 있을 수 없었다. 차갑거나 딱딱한 바닥에 앉아 있으면 바로 항문에서 신호가 왔다. 마을 사람들은 내가 자신들과 어울리는 것을 좋아하지 않는다고 오해하고 있었다.
 매일 그 높은 삼도봉을 오르고 있으니 누가 나를 암 환자로 볼 것인가. 가장 곤란한 것은 자꾸 술을 권하는 것이었다. 술을 못한다고 해도 막무가내였다. 간을 60% 절제한 환자인데 말이다. 이런 사정 때문에 사람들과 어울리는 것을 되도록 삼가는데 그렇다고 마냥 외면할 수도 없었다. 등산을 다니면서 버섯도 캐고, 고로쇠 물도 채취하고 마을 사람이 칡을 캐서 즙을 짜는 데 동참하기도 하며, 제법 시골에서 자연인 흉내도 내본다.

04

반드시 찾아오는 불청객
재발

    대부분의 암 환자들은 완치 판정을 받고 나서도 늘 재발의 공포 속에서 살아간다. 수술이 성공적으로 끝났다 해도 몸속을 돌아다니고 있는 암세포를 전부 제거하지는 못한다. 항암제와 방사선 치료를 해도 마찬가지다. 항암제가 투여되면 몸속에 남아 있는 잔존암들은 주변이 암세포막으로 형성되어 있어 항암약을 먹지 않으며, 강제로 막을 뚫고 항암약을 먹일 수 있는 기술력이 없다. 암세포가 항암약 때문에 굶어서 CT상에 보이지 않을 정도로 작아지기는 하지만 완전히 없어지지는 않는다. 오히려 항암약 때문에 수많은 정상 세포들이 죽어 나간다. 나 또한 수술과 항암을 거쳤지만 재발을 막을 수는 없었다.

    2016년 2월 23일, 추적 검사 결과를 보기 위해 병원으로 갔다. 허정욱 교수가 대장 쪽은 깨끗해서 3개월 후 피 검사만 하면 된다고 했다. 그런데 간에는 이상한 것이 발견됐으니 권우일 교수한테 결과를 들으라 했다. 권 교수는 요즘 황달기가 없느냐고 물어보면서 눈과 손바닥을 살폈다. 직감적으로 결과가 좋지 않다는 것을 느꼈다. 간에 가는 선과 담도에는 작은 무언가가 발견되었고 간 수치가 조금 높아졌다고 했다.

정확한 것은 MRI 촬영을 해 봐야 한다기에 다음 날 오전 9시로 예약하고 집으로 돌아왔다. 기분이 썩 좋지 않았다. 담도에 꽂았던 관을 제거한 지 얼마 되지 않았는데 관의 흐름이 좋지 않고 무엇인가 발견됐다고 하니 허탈할 뿐이었다. 나름 운동도 열심히 하고 외로운 투병 생활을 이겨냈다고 스스로 대견해하고 있었다. 그런데 가만히 생각해 보니 보름 전부터 의욕도 없고 입맛도 떨어졌다. 수술 후 나를 지속적으로 괴롭혀온 것은 담도였는데 항상 담즙의 흐름이 원활하지 않으면 한기가 오고 식욕이 떨어졌다.

시한부 선고를 받다

2016년 3월 11일, 조카와 큰딸이 함께 검사 결과를 들으러 갔다. 대동맥 임파절과 간에도 암세포가 있는데 수술은 불가능하고 항암제 치료밖에 할 수 없다는 것이었다. 청천벽력 같은 소식이었다.

처음 본 의사가 너무나도 사무적으로 암이 재발했다며 항암제 치료

스케줄을 잡으라고 했다. 나는 어안이 벙벙해 아무것도 물어보지 못하고 진료실을 나왔다. 나는 항암제 치료를 다시 하느니 죽는 것이 낫다고 강력히 피력했다. 큰딸은 마지막 검사 결과를 듣기 전 간담도 주치의인 권우일 교수가 서울대병원으로 옮겼으니 거기에 가서 담도 관리와 상담을 하자고 했다.

아이들은 항암제 치료를 하지 않더라도 내 몸 상태가 어떤지 체크해야 한다고 생각했다. 하지만 삼성서울병원은 항암을 하지 않으면 치료를 포기하는 것이니 추적 검사를 할 필요가 없다고 했다. 그렇게 검사 결과지를 들고 서울대 병원을 찾아갔다.

나는 권우일 교수에게 항암제 치료로 완치가 되느냐고 물었다. 그러자 완치는 불가능하고 암세포가 전이되는 것을 늦출 뿐이라는 대답이 돌아왔다. 그렇다면 굳이 항암제 치료를 하지 않겠다고 하자 의사로서는 항암제 치료를 다시 한번 권하고 싶지만 나의 의견에 따라주겠다고 했다. 그리고 주기적으로 병원을 방문해서 담도 관리를 하고 몸 상태도 체크하라고 했다.

시한부 삶을 선고받고 나니 오히려 마음이 담담해졌다. 이제부터는 철저히 암세포가 싫어하는 음식만 먹고, 마음을 편안히 하고, 몸을 따뜻하게 하고, 되도록 산에서 종일 운동하며 시간을 보낼 계획이다. 꼭 암을 이겨내는 기적을 만들고 싶었다.

새로운 길을 열어준 사람

항암제 치료를 거부한 이후 내 투병 생활에 결정적인 계기를 만들어준 최윤호 씨를 알게 되었다. 처음에 최윤호 씨는 나와의 만남을 거절했다. 그는 대장암 판정을 받고 대장 전체를 제거하는 수술을 받았다. 그리고 몇 년이 흐른 후 간으로 전이되어 한쪽 간을 제거하고 또다시 뇌종양으로 전이되어 제거 수술을 받았다. 그러다 폐까지 전이되었지만 수술을 거부하고 식이요법과 운동만 했는데, 암세포가 보이지 않는 휴면 상태로 지금까지 건강하게 직장을 다니고 있다. SBS와 KBS 프로그램에 출연할 정도로 암 투병에 일가견이 있는 분이었다.

그는 몇몇 암 환자들을 만나 상담해주었는데 오히려 원망을 듣고 나서 일절 질문이나 상담을 받지 않는다며 투병 일지를 보내주었다. 그의 투병 일지를 보고 공감되는 부분이 상당히 많다는 것을 느꼈다. 암이 발생한 부위는 조금 다르지만 전이 과정이 꽤 흡사했다. 일지를 보내주신 것만으로도 큰 힘이 되는 것은 물론이고, 앞으로 하게 될 투병 생활의 가이드라인을 세우는 데 도움이 될 것 같았다.

그의 투병 방법에는 생식을 비롯해 여러 가지가 있었는데, 비타민 요법만 해도 죽지는 않는다며 해볼 것을 권유했다. 이제부터 현대 의학도, 그 누구도 나의 병을 치료해줄 수 없다. 오직 나의 노력만으로 암을 이겨낼 수밖에 없다.

오전 11시 출발해서 삼도봉-석기봉-민주지산-석기봉-삼도봉-하산까지 8시간 산행을 하고 오후 7시 집에 도착했다. 조금 힘들다는 정도로 할 만했다. 어차피 수술도 불가능하고 사형 선고를 받았지만 그렇다고 죽기만을 기다릴 수는 없었다. 이제부터는 아무리 힘들어도 운동을 할 것이다.

 오늘 산을 오르면 내일 죽지는 않을 것이고, 내일 또 산을 오를 체력이면 모레 당장 죽지는 않을 것이다. 이렇게 하루하루가 쌓여서 한 달이 되고, 한 달이 모여 1년이 된다. 그렇게 나는 삶을 이어 나갈 것이다. 사람이 얼마나 독할 수 있는지, 아빠가 얼마나 집념이 강한 사람인지 꼭 아이들에게 보여줄 것이다.

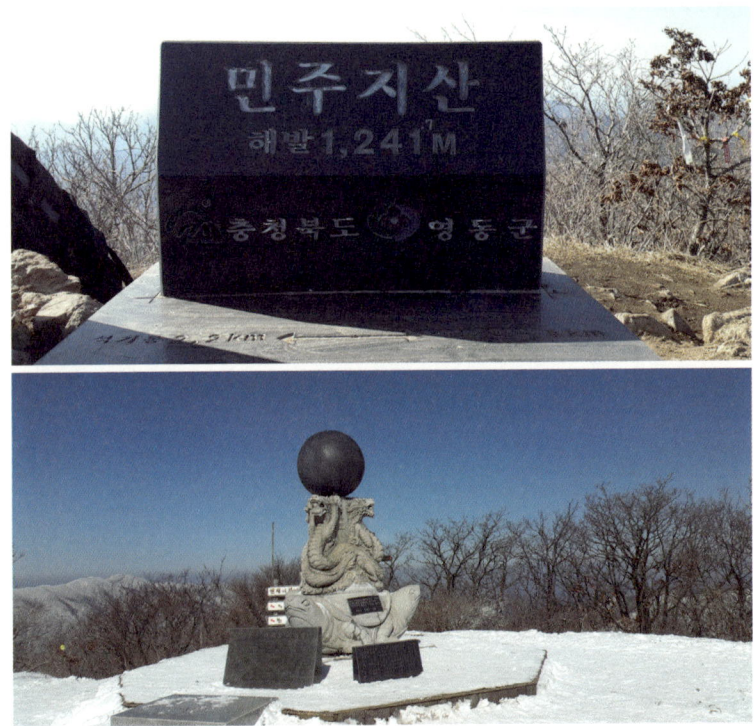

- 01 잊고 있었던 비타민 C
- 02 항암제 치료를 거부하다
- 03 기적이라고밖에 표현할 수 없는 일
- 04 건강 전도사로서의 삶
- 05 끝내 극복하지 못하는 이유

chapter 3

비타민 C와
MSM을 만나다

01

잊고 있었던 비타민 C

대장암 4기 판정을 받고 수술을 한 지 1년이 지났다. 그동안 나는 누구보다 처절하게 암과 싸웠으나 첫 싸움에서 패하고 말았다. 나는 수술 후 일본에 사는 동생이 권해서 몇 번 먹다가 포기했던 비타민 C를 떠올렸다. 그것을 먹고 한때 입맛이 돌아온 적도 있는데 병원 치료에 집중하느라 잠시 잊고 있었다. 10여 년 전 이왕재 서울대 교수의 강의에서도 비타민 C 이야기를 들었는데, 최윤호 씨의 투병기에도 비타민 C가 나왔다.

마침 큰딸이 내려와 함께 비타민 C 요법에 대해 이야기를 하고 비타민 C와 MSM을 섭취하고 고용량 비타민 C 주사와 함께 고주파 치료를 받기로 결정했다. 인터넷으로 비타민 C 주사를 맞을 수 있는 병원을 검색하니 대구 팔공산에 있는 요양병원이 나왔다. 이곳에서 통원 치료를 시작했다.

 사업에 실패하고 친구 둘 외에는 모두 연락을 끊었다. 암에 걸리고 나서는 초라한 모습을 보이기 싫어 그 두 친구마저 연락을 끊고 혼자 투병 생활을 했다. 암이 대동맥 임파절과 간까지 전이되고 담즙 주머니를 찬 채 언제 삶이 끝날지 모르는 상황에서 친구들을 만나지 않는 것은 쓸데없는 자존심이라는 생각이 들었다.

 오히려 다시는 못 볼지도 모르는 친구들을 마지막으로 만나 보고 싶었다. 그동안 친구들이 그리우면 차를 타고 친구가 운영하는 식당 앞을 천천히 지나가면서 훔쳐보기도 했다. 하지만 그러한 것들이 다 부질없다는 생각이 들었다. 고향 친구인 성희동과 문종희한테 연락하니 무심한 친구라고 탓하며 당장 오겠다고 했다. 용기를 내어 연락하니 오히려 마음이 편했다.

 친구들과 마을 식당에서 밥을 먹는데 두 친구는 여전히 담배도 피우고 술도 마셨다. 그동안 김천에서 비타민 C 주사를 맞을 수 있는 병원을 찾지 못해 대구까지 갔는데, 친구가 직지사에 있는 요양병원 원장에게 바로 전화해서 고주파 치료와 비타민 C 주사를 맞기로 했다. 월 40만 원 이상 절약되었다.

 친구들과 골프 약속도 잡았다. 모든 것을 내려놓고 나니 마음이 너무나 편했다. 그동안 쓸데없는 자존심에 연락을 끊고 살아온 나 자신이 바보처럼 느껴졌다. 이제는 누구에게든 연락을 하고 당당하게 투병 생활을 할 것이다.

임원식, 김교문, 구모환, 성희동 네 친구들이 소식을 듣고 서울에서 한달음에 달려왔다. 무척이나 반갑고 고마웠다. 그때부터 나는 그동안 못 만났던 친구들을 다시 만났다. 그렇게 물꼬가 트이자 많은 친구들이 찾아왔다. 초등학교 친구 정영숙, 박홍기, 이선옥, 이연갑도 서울에서 문병을 왔다. 와준 것도 고마운데 치료비로 쓰라고 위로금도 놓고 갔다. 신세 지고 싶지 않아 거절해도 막무가내로 던져놓고 갔다. 정석수, 김도봉, 구모환, 주원돈은 내가 병원에 있을 때 왔다가 만나지 못하고 웰빙하우스 홍 사장에게 위로금을 맡겨 놓고 갔다. 우신구, 박웅식, 이 칠회 회원은 참으로 특별하고 고마운 친구들이다.

사업에 실패하고 10년 이상 연락도 하지 않고 혼자서 재기하겠다고 애쓰다 암에 걸려 투병 생활을 하는 나를 잊지 않고 찾아준 많은 친구들이 진심으로 고마웠다. 나는 꼭 병을 이겨내서 친구들에게 한 가닥 희망이 될 것이라고 다짐했다.

김천 애플밸리에서 고향 친구들과 골프 모임을 가졌을 때였다. 우리 다음 팀은 어릴 때 같은 동네에서 친하게 지냈던 3년 선배 박팔용 김천시장과 연년생 동생 박재용 선배였다. 내가 살이 너무 많이 빠지고 만난 지 오래되어 처음에는 알아보지 못했다. 종희가 점수 모르냐고 하자 깜짝 놀라며 두 형제 모두 반가워했다. 종희가 내가 담즙 주머니를 차고 암 투병을 한다고 하자 박재용 선배는 깜짝 놀라며 자기도 직장암으로 현재 장루를 차고 생활한 지 10년이 지났다고 했다. 영구적으로 장루를 차고 생활해야 하기에 남의 눈을 의식하지 않고 골프도 치고 샤워도 한다며 힘내라고 위로해주었다.

라운딩이 끝나고 옷을 갈아입으러 로커 룸에 들어갔다가 박재용 선배를 다시 만났다. 그는 나에게 따라오라고 하더니 본인의 장루를 떼어내고 방수포를 붙이는 모습을 보여주며 같이 샤워하자고 했다. 나는 장루가 아니고 담즙 주머니를 차고 있어 샤워를 할 수가 없다고 했다. 종희는 나와 같은 조에서 라운딩을 하면서 계속 나의 표정을 살폈다. 오늘 따라 컨디션이 좋지 않아 18홀 내내 변이 나오려는 것을 참고 참으면서 라운딩을 했다. 그야말로 엄청난 고문이었다. 결국 2홀을 남겨놓고 종희가 진행 요원을 불러 오토바이 뒤에 실려 먼저 클럽하우스로 들어오고 말았다.

계속되는 걸림돌 담즙

비타민 주사와 섭취를 병행하며 친구들도 만나고 나름 열심히 생활하면서 입맛도 조금씩 좋아지고 컨디션도 나아지는 듯했다. 그런데 어느 날부터 오한이 자주 찾아오고 몸이 가려웠다. 나를 본 형수와 막내 여동생이 얼굴색이 좋지 않다며 큰딸에게 연락했다.

5월 3일 서울대학교병원 권우일 교수를 만나러 간 큰딸에게 연락이 왔다. 황달이 오고 몸이 간지러운 것은 담즙의 흐름이 원활하지 못하기 때문이니 급히 내원하라는 것이었다. 오후에 입원하고 검사를 하니 간 수치가 높고 열이 났다. 최악의 상태였다. 내시경으로 하는 스텐스 시술은 금요일만 하기 때문에 다음 날 우선 급히 복부를 통해 관을 꽂는 시술을 했다. 금요일에 내시경 시술을 받으려고 했으나 관을 꽂은 위쪽 담도가 좁아 스텐스 시술을 할 수 없다며 포기했다. 월요일 좁아진 담도부터 관을 깊숙이 넣는 시술을 하기로 했다.

항상 문제가 되었던 담도가 이번에도 내 발목을 잡았다. 옆구리로 관을 빼고 주머니를 차고 다니려면 여간 불편한 일이 아니었다. 새롭게 마음을 가다듬고 대동맥 임파절과 간에 생긴 암들과 싸워야 하는 절박한 순간에 또다시 이런 일이 생기니 가슴이 답답했다.

8일 저녁부터 밤새 설사를 하고 9일 또다시 시술을 했다. 담도에 출혈이 있어 어쩔 수 없이 관 주머니를 달았다. 보름 후에 다시 입원해서 주머니를 떼는 시술을 하자고 했다. 세 번의 금식, 세 번의 시술로 몸무게가 3kg이나 빠졌다. 56kg으로 뼈만 남은 것 같다.

10일 퇴원하고 11일 김천으로 내려왔다. 하루라도 빨리 고주파 치료와 비타민 C 주사를 맞고 싶었다. 일주일에 3회 이상 주사를 맞으러 병원을 왔다 갔다 하는 것보다는 본격적으로 비타민 C 요법을 하기 위해 대구에 있는 요양병원에 입원하기로 했다.

02

항암제 치료를 거부하다

항암제 치료를 거부하고 요양병원에 들어갔다. 나는 비타민 C 요법과 중요하다고 생각했던 몇 가지를 지켜가며 새로운 마음으로 투병 생활을 시작하기로 했다. 작은딸과 함께 팔공산에 위치한 언더로뎀 요양병원에 입원했다.

내가 지내게 될 병실은 5인실이었다. 42세의 젊은 친구와 55세, 두 분이 있었다. 암으로 입원한 환자들 중에는 내 나이가 제일 많았다. 젊은 줄 알았던 나이가 새삼 실감이 났다. 모든 것이 바뀐 환경과 공동생활에서 행동 하나하나가 조심스럽고 불편했다. 일단 필요한 물건을 구입하고 병원 옆에 있는 팔공산 등산 코스도 알아보기로 했다.

별다른 방법이 없는 지금으로서는 고주파 치료와 비타민 C 요법에 희망을 걸었다. 같은 방을 쓰는 환자가 비타민 치료에 대해 부정적인 말로 나의 기대를 꺾었다. 하지만 나는 최선을 다해 치료하고 운동하는 것 외에 다른 방법이 없었다.

병원 생활은 조금 불편하기는 했지만 대체로 만족했다. 무엇보다 팔공산의 다양한 등산 코스가 마음에 들었다. 첫 등산은 동봉을, 두 번째는 갓바위와 가산산성을 올랐다. 월, 수, 금요일은 오전과 오후에 치료를 받고 나머지 요일은 등산을 하는 것으로 계획을 세웠다.

내가 입원한 병실은 5층인데 식사를 하려면 1층 식당까지 계단으로 오르내려야 했다. 5층까지 계단이 100개 정도 되니 하루에 300개를 오르내리면 운동을 하는 셈이었다. 점차 나를 따라 계단을 이용하는 환자들이 늘어났다.

아침 식사 후에는 고주파 치료와 비타민 C 주사를 맞고 치료가 없을 때는 병원 위쪽에 있는 교회 강당에서 탁구를 치거나 운동장에서 걷기와 근육 운동을 병행했다. 어느 날 아주머니 한 분이 나에게 "허리 펴세요"라고 말했다. 담즙 주머니를 차고 있으니 나도 모르게 허리가 구부정하게 한쪽으로 기운 모양이었다.

한번은 교회 운동장에서 옛날 생각이 나 150m 되는 작은 운동장을 천천히 5바퀴를 뛰어봤는데 별로 힘들지 않았다. 다음 날은 20바퀴를 돌았는데도 별로 숨이 차지 않았다. 그동안 꾸준히 운동을 해 와서인지 항암 후 재발하기 전까지 그렇게 운동을 해도 생기지 않던 근육이 다시 오르기 시작했다. 지금은 다리는 물론 온몸에 근육이 생겼고, 컨디션도 좋아서 마치 암이 싹 사라진 것 같았다.

폐기종 수술 후에는 가만히 있어도 숨이 차서 도저히 살 수 없다고 하소연을 할 정도였고, 아킬레스건이 끊어져 봉합 수술을 받아 뛰는 것은 상상할 수 없었다. 그런데 병원에서 달리기를 하고 난 후에는 숨이 차지도 않고 몸이 변한 것이 느껴져서 자신감이 생기기 시작했다.

나는 점점 운동의 강도를 높이기 시작했다. 하지만 담즙 주머니가 여간 불편한 것이 아니었다. 요양병원 황대원 원장에게 다리에 감겨 있는 담즙 주머니 줄을 15cm 정도 짧게 잘라내면 어떻겠냐고 했다. 원장은 줄을 잘라 담즙 주머니를 바지 주머니에 넣을 수 있게 해주었는데 담즙도 잘 나오고 생활하기에 너무 편했다.

담즙 주머니 줄을 자르기 전에 제조회사에 문의해서 상응하는 비용을 줄 테니 줄을 짧게 만들어달라고 부탁했으나 거절당했다. 지금도 수많은 환자들이 담즙 주머니를 착용하고 생활한다. 짧은 담즙 주머니를 만들어 조금이라도 도움이 되었으면 하는 바람이다. 담도 복원 수술을 받으러 서울대병원에 갔을 때 집도의들이 내가 착용한 담즙 주머니를 보고 놀라서 물었다. 내가 불편해서 직접 잘랐다고 하니 웃었다. 환자를 배려하는 진심 어린 관심으로 좋은 제품과 치료약을 만들어 주길 기대해 본다.

03

기적이라고밖에
표현할 수 없는 일

 2016년 6월 비타민 C 요법 덕분에 자신감이 살아나고 있을 즈음 담즙 주머니 줄이 꼬여 황달이 오기 시작했다. 서울대 병원에 연락하니 배관 줄을 교체해야 한다고 했다. 나는 또다시 오한과 한기가 덮치는 괴로움을 겪고 싶지 않아 얼른 서울로 올라갔다.

 권우일 교수는 이왕 올라온 김에 추적 검사를 한번 해 보자고 제안했다. 나는 암이 재발한 후 혈액 검사도 하지 않겠다고 했지만 몸 상태가 너무 좋아서 해 보기로 했다. 암이 더 퍼지지는 않았을 거라는 기대감이 있었다.

 2016년 7월 19일 담도 배관을 교체하고 암 검사를 했다. 좋은 결과가 있을 거라는 자신감은 있었지만 암이 없어졌다기보다 단지 줄어들었을지도 모른다고 생각했다.

며칠 후 큰딸과 함께 결과를 들으러 갔다. 진료실 문을 열자마자 권우일 교수가 환하게 웃으며 나를 맞이했다. 결과가 좋은가 보다 생각했는데 권우일 교수가 고개를 갸우뚱하며 이렇게 말했다.

"뭐라고 말씀드려야 할지 모르겠지만 CT상으로는 암이 흔적도 없이 사라졌습니다. 종양학적으로 암이 사라졌다고 말씀드릴 수 있습니다."

그 순간 큰딸과 나는 어안이 벙벙했다. 전혀 기대하지 않은 데다 믿을 수 없는 소식을 들으니 곧바로 받아들여지지 않았다. 마침 꿈결에서 희망 사항을 들은 듯한 느낌이기도 했다. 불가능하다고 생각했던 일이 현실이 되었다. 더구나 병원에서 권유하는 모든 치료를 포기한 상태에서 오직 나 자신이 선택한 방법으로 얻은 결과였다.

온갖 감정들이 한꺼번에 밀려들어 어떻게 표현해야 할지 몰랐다. 믿을 수 없다는 의구심과 마음 깊은 곳에서 솟구치는 안도감, 서서히 차오르는 흥분, 앞으로의 삶에 대한 기대감 등. 이것이 현실인지 의사에게 묻고 또 묻고 다시 한번 확인하고 싶었지만 말이 나오지 않았.

암 수술과 재발로 인한 시한부 선고를 받고 외롭고 고통스러운 나날을 견뎌왔다. 전문가들이 권하는 현대 의학의 치료법을 모두 거부하고 내가 스스로 선택한 길을 걸었다. 1년 6개월 동안 말할 수 없는 고통과 인내로 투병한 나에게 이렇게 큰 보상이 찾아올 줄은 미처 몰랐다. 의사 앞에서는 그 상황이 믿기지 않아 덤덤하게 받아들였지만 병원을 나서는 순간 기적적인 소식이 온몸으로 전해지는 듯했다. 흥분되는 기분을 주체할 수 없었던 큰딸과 나는 중요한 경기에서 크게 승리를 하기라도 한 듯 하이파이브를 하기도 했다. 하느님 감사합니다. 감사합니다. 너무너무 감사합니다. 저에게 이런 기적 같은 일을 만들어주신 하느님께 이 영광을 돌립니다. 그 당시를 생각하면 지금도 온갖 감정이 복받친다.

그동안 나는 몇 번이나 담도 복원술을 할 수 없겠냐고 물었지만 내 몸 상태로 개복 수술을 하는 것 자체가 위험한 일이니 불편하겠지만 선택의 여지가 없다고 했다. 그런데 이제 앞으로 얼마나 오래 살지도 모르는데 이렇게 담즙 주머니를 차고 계속 생활할 수는 없지 않겠냐며 담도 복원술을 제의했다. 나는 흔쾌히 동의하고 8월 5일 수술 날짜를 잡았다.

드디어 담도 복원술을 했다. 담즙 흐름이 원만한지 확인하기 위해 담관은 꽂아 놓은 채 담즙 주머니는 제거했다. 수술은 무사히 잘 끝났고 그동안 운동으로 체력을 다져놓은 것이 회복에 아주 큰 도움이 되었다. 주치의 선생님들도 개복 수술 자체가 몸에 굉장히 무리가 가는데 체력이 좋아 회복도 빠르다며 놀라워했다.

얼마 후 담즙의 흐름에 문제가 없어 풍선 시술 없이 담즙관도 제거했다. 나를 불편하게 했던 모든 것들이 완전히 제거되었다. 무엇보다 이제 자유롭게 목욕을 할 수 있다는 것에 날아갈 듯 기분이 좋았다. 샤워를 마음대로 할 수 있는 것이 이렇게 큰 즐거움일 줄이야. 행복이란 이런 것이구나 싶었다.

마라톤에 도전하다

내가 암을 극복했다는 소식이 전해지자 요양병원은 축제 분위기였다. 같이 생활하던 환우들은 물론 원장 선생님과 간호사들까지 나의 일거수일투족에 주목했다. 지푸라기라도 잡고 싶은 환우들의 문의가 계속됐다. 나는 성심성의껏 답변해주었지만 아직까지는 어리둥절하고 적응이 잘되지 않았다.

아직 수술 상처가 아물지 않아 정상이라고 할 수는 없었으나 몸 상태는 최상이었다. 러닝머신 속도를 9로 놓고 8km를 달리면서 문득 포항에서 열리는 10km 마라톤 대회에 도전해 볼까 하는 생각이 들었다. 시기상조라는 원장님과 주변의 걱정에도 해 보자는 생각으로 포항철강 마라톤 10km에 참가 신청을 했다. 담관을 제거하고 24일 만의 일이었다.

바다를 끼고 달리는 마라톤 코스가 좋았다. 참가비를 송금하고 운동화도 새로 마련했다. 이제 주사위는 던져졌으니 어쩔 수 없이 뛰어야 한다는 생각에 준비를 철저히 해서 부상 없이 완주하기를 바랐다.

러닝머신 속도를 10으로 놓고 10km를 완주했다. 1시간 3분으로 좀 더 시간 단축이 필요했다. 새벽에 일어나 김천고등학교 운동장에 가니 조깅하는 사람들이 있었다. 내 속도를 확인할 겸 건장한 50대 초반으로 보이는 사람을 따라 뛰어 보니 속도가 상당히 빨랐다. 한참을 지켜보다가 달리기를 멈추기에 얼마나 달렸는지 물어보니 6km를 30분에 달렸다고 한다. 그렇다면 10km를 50분에 주파한다는 것이다. 막판에 속도가 현저히 줄어드는 것을 보고 꾸준한 속도로 10km를 완주한다면 크게 뒤처지지 않겠다는 희망이 생긴다.

마라톤을 앞두고 긴장한 탓인지 컨디션 난조를 보였다. 다음 날 등산 후에도 무릎과 관절이 아팠다. 병실에 도착하니 마라톤 대회 셔츠와 배번 그리고 주문한 스톱워치 손목시계가 도착해 있었다. 주위의 모든 사람들이 시기상조라며 반대했다. 나 역시도 힘들겠다는 생각이 들기도 했다.

마라톤 대회가 열리기 전에 포항으로 가서 영일대 마라톤 코스를 약 9km 달려보았다. 시간은 52분 39초였는데 당일 몸 상태가 좋으면 1시간 내에 완주할 수 있을 것 같았다. 하지만 여전히 몸 상태가 좋지 않고 대퇴부 쪽에 약간의 통증이 계속되었다.

병원으로 돌아오니 과수원을 하는 김○○ 환우가 사과를 나눠주고 있었다. 며칠 전 입원한 그의 나이는 60세였고 옥산에서 사과 농장을 하는데 간암으로 간의 약 40%를 제거했다고 한다. 수술은 성공적으로 끝났으나 죽음의 공포로 몹시 불안해하며 매일 울던 사람이었다.

오전 11시쯤 이○○ 환우가 나에게 그녀를 위로해주자며 차 한잔을 하자고 했다. 함께 커피를 마시며 내 경험담을 들려주고 용기를 북돋아 주니 그녀의 얼굴이 많이 밝아졌다. 나 또한 암을 이겨낸 분들의 경험담을 듣고 많은 용기를 얻었으니 이런 이야기들이 얼마나 도움이 되는

지 알고 있었다. 나는 반드시 암을 극복하고 많은 사람들이 두려워하는 암을 해결하는 방법을 터득하여 암으로 고생하는 수많은 생명을 구하겠다는 생각을 하곤 했다. 그래서 짬짬이 글을 쓰며 공부해왔는데 실제로 암을 이겨냈으니 이제 구체적으로 실행에 옮겨보기로 마음먹었다.

이 책은 그때부터의 기록들을 차근차근 모은 것이다. 이후 4년이 넘는 시간 동안 1만 명 이상의 암 환자들을 상대하고 관찰하면서 암과 대응하는 방법도 조금씩 달라졌다. 도대체 비타민 C와 MSM이 어떤 물질이기에 암을 극복할 수 있었을까 하는 궁금증이 생겼다. 비타민 C의 대가 어윈 스톤, 라이너스 폴링, 유안 카메론, 하병근 박사의 글을 읽으면서 이들이 놓쳤을지도 모르는 여러 가지 상황을 보완하며 직접 나의 몸을 마루타 삼아 실험하면서 '암 극복 5대 요법'을 정립하기에 이르렀다.

나는 암 투병을 하면서 운동, 영양, 정신력의 중요성을 일찌감치 인식했다. 아직까지는 어떠한 암 치료법도 절대적이거나 완벽하지 않다. 개인의 특성이나 병의 위중에 따라 여러 가지 치료법을 시도할 수 있다.

물론 나는 끈질긴 노력으로 체력을 보강해서 암을 극복했으나 그 중심에는 상상할 수 없는 기적과도 같은 비타민 C 주사와 MSM이 있었다고 자신 있게 말할 수 있다.

판단은 개개인의 몫이지만 아무리 훌륭한 치료약이나 방법도 암을 완벽하게 극복하기는 어렵다. 나는 짧은 시간에 암을 이겨내고 암 극복 노하우를 정리하기 시작했다. 나의 경험과 수많은 환우들의 데이터로 만들어진 것이 나의 '암 극복 5대 요법'이다. 여기에 관해서는 다음 장에서 자세히 설명하고자 한다.

재발한 암마저 사라지다

2016년 10월 29일, 이날은 아주 특별한 날이 될 것 같은 예감이 들었다. 2016년 8월 5일 펫시티(PET-CT) 등의 검사에서 대동맥 임파절과 간에 있던 암세포가 흔적도 없이 사라졌다는 진단을 받았고, 8월 30일 평생 차고 다녀야 한다던 담즙 주머니를 제거했다. 10월 6일 복부에 차고 있던 담즙관을 마지막으로 제거하고 24일 만에 생애 처음으로 포항철강마라톤 10km에 도전했다. 57분대에 완주했으니 말기 암 환자로 시한부 삶을 선고받았던 나로서는 만족한 결과였다.

나를 응원하기 위해 포항까지 온 형수님과 동생네 조카들까지 내 기록에 깜짝 놀라 눈물을 글썽였다. 모두 불가능한 일을 해냈다며 연신 엄지를 치켜세웠다. 나 역시 처음으로 나 자신이 대견하고 자랑스러웠다. 덤으로 사는 삶이 헛되지 않게 다른 사람들에게 도움이 되리라 다짐했다.

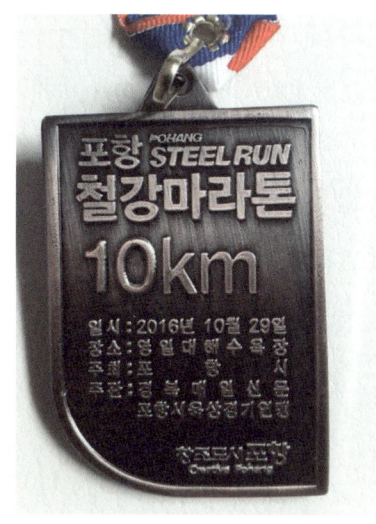 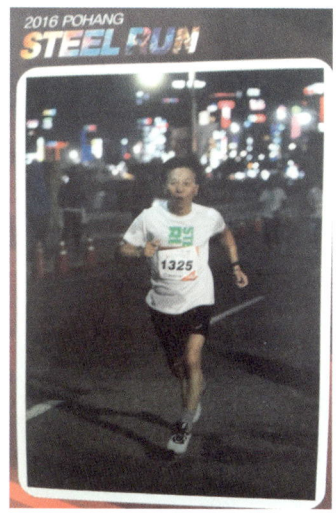

무모한 도전은 멈추지 않는다

2017년 1월 8일, 대구에서 열리는 전국새해알몸마라톤 10km에 도전했다. 내 몸에는 끔찍한 수술 자국이 많지만 부끄럽지 않게 공개하고 많은 암 환자들에게 희망을 주기로 결심했다. 남자들은 상의를 의무적으로 벗어야 하기에 한참을 망설였지만 암 환자라는 것이 부끄러운일도 아니고 지금까지 남의 눈을 의식하며 살았던 어리석음에서 벗어나기로 했다. 이제는 모든 것을 초월해 나 자신만의 삶을 살기로 했다. 그리고 나와 같이 고통받고 있는 암 환우들에게 희망을 주기 위해 과감히 알몸 마라톤을 신청했다.

오전 10시에 출발이어서 아침 식사를 하지 않고 사과 1개로 배를 채웠다. 8시 30분 두류공원에 도착해 사진 몇 장을 찍고 배에 남아 있는 수술 자국에 살색 스포츠 밴드를 붙이려고 했다. 대회 주최 측에서 페인팅을 해준다기에 상처도 가릴 겸 "언더로뎀 환우님! 암 극복"이라는 문구를 적어달라고 했다.

겨울인데도 날씨가 포근해서 크게 춥지는 않았다. 다른 참가자들은 옷을 벗고 준비 운동을 하고 있었지만 그래도 나는 출발 직전까지 점퍼를 입고 있다가 출발 직전에 옷을 벗었다. 출발 신호와 함께 5km 출전 선수와 10km 출전 선수가 동시에 출발했다. 젊은 사람들은 처음부터 속도를 내기에 나도 뒤처지지 않으려고 하다 보니 조금 오버페이스를 한 것 같았다.

알몸 마라톤이다 보니 대부분 젊고 건장한 사람들이었다. 4km 정도 달렸는데 차선을 한쪽만 막아놓은 탓에 한쪽 차선으로 지나가는 차량의 매연으로 호흡하기가 힘들었다. 아직도 폐기종 때문에 호흡이 가빠 달리기를 할 때는 입으로 숨을 쉬는데 노후된 버스에서 뿜어낸 매연이 갑자기 입으로 훅 들어온 데다 초반의 무리한 달리기로 무척 힘들었다.

5km 지점에서 5km 출전 선수들이 운동장으로 들어가고 나는 한 바퀴를 더 뛰어야 했다. 너무 힘들어 그만 포기할까 고민하다가 도저히 자존심이 허락하지 않아 한 바퀴를 더 뛰었다. 힘들게 뛰다 보니 드디어 골인 지점이 눈앞에 보였다. 오늘은 지난번처럼 막판 스퍼트를 할 수가 없었다. 힘들게 완주를 하고 공식 기록증을 받아 보니 54분 29초로 포항철강마라톤보다 3분 5초 단축되었다.

아무래도 아직까지는 환자인가 보다. 몸에 열이 나도록 달렸는데도 나 혼자 추위에 벌벌 떨었다. 병원으로 돌아오는 길에도 추위가 가시지 않아 차 안의 온도를 최대한 높이고 몸을 녹였다. 조금은 무모한 도전이었다. 하지만 나의 도전은 절대 멈추지 않을 것이다.

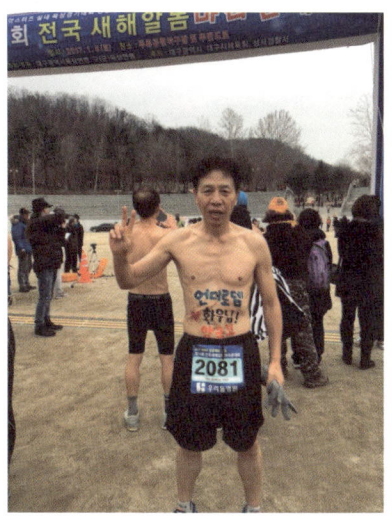 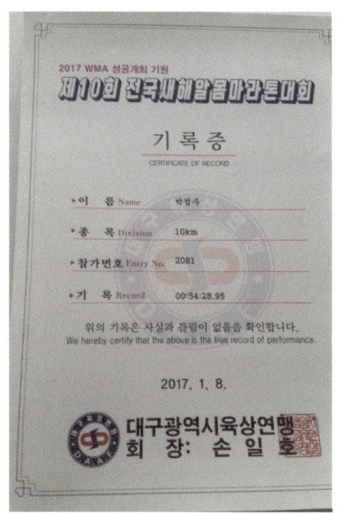

뛸 수 있다는 것에 감사하는 순간

2017년 3월 20일부터 25일까지 대구세계마스터즈실내육상경기대회가 열렸다. 나는 마지막 날인 25일 마라톤에 참가했다. 하프마라톤을 신청해 놓고 카드 송금이 되지 않아 참가비를 넣지 않은 채 신청 날짜가 지나가 버렸다. 그런데 육상협회에서 지금 송금해도 출전할 수 있다고 했다. 사실 나는 21km를 뛸 자신이 없어 카드 송금이 되지 않는다는 핑계로 망설이고 있었다. 하지만 주저하다 보면 도전하지 못할 것 같아 일단 신청하기로 했다.

아침 식사를 하고 5층 숙소로 올라오니 창밖으로 함박눈이 내렸다. 소나무 숲에 눈 내리는 모습을 한참이나 사색에 잠겨 바라보았다. 오랜만에 가지는 여유였다. 오후에는 새벽마다 같이 운동하며 친하게 지내던 최호필 환우가 퇴원을 했다. 한때 격투기 선수를 하기도 했던 그는 경우도 바르고 나와도 잘 어울렸는데 퇴원한다고 하니 무척 아쉬웠다. 가끔 둘이 몰래 나가 막걸리도 한잔했는데 당분간 병원 생활이 더 외로울 것 같았다.

이곳에서는 마음을 주고받을 수 있는 환우를 사귀기 힘들다. 어렵게 사귀어 놓으면 얼마 지나지 않아 퇴원을 하거나 유명을 달리해 정을 주기도 쉽지 않다. 또다시 혼자 외롭게 암과의 싸움을 해 나갈 수밖에 없었다.

하프마라톤은 오전 8시 출발이어서 경기장에는 6시 40분까지 도착해야 한다. 날씨가 쌀쌀해 겉옷을 입고 기다리는데 출발 시간이 다 되어도 아이들이 오지 않았다. 결국 아이들을 만나지 못하고 출발했다. 지금까지 12km까지만 달려봤기에 오버페이스를 하지 않으려고 신경 썼다. 하지만 생각보다 힘들지 않아 마지막 결승점을 앞두고 스퍼트를 할 힘이 남아 있었다. 달리다 보니 아이들이 사진을 찍는 모습이 보였다.

무사히 완주를 했는데 기록(01:56:13)이 생각보다 좋게 나왔다. 2시간 10분 정도를 예상했는데 2시간 내에 도착한 것이다. 60대 이상이 150명 출전했는데 30위로 들어왔으니 순위도 괜찮은 편이었다. 좀 더 훈련해서 풀코스에 도전해볼까 하는 욕심도 생겼다.

경기가 끝나고 기록증을 받으려고 기다리는 동안 실내 경기를 구경했다. 70~80대 노인들이 1500m 경기에 출전했는데, 걷는 것인지 뛰는 것인지 모를 정도였지만 생명이 다하는 날까지 도전하는 불굴의 정신은 감동 그 자체였다. 1등을 하는 선수들보다 더 많은 박수를 받은 노인들의 경기를 보면서 나의 가슴속에서 뜨거운 무언가가 솟구쳤다. 몹쓸 병에 걸려 살기 위해 노력했던 나의 투병 생활과 겹쳐 보였다. 마라톤을 하면서도 죽으면 다시 뛸 수 없는데 힘들어도 살아 있음에 감사하며 완주했다. 그들을 보며 다시 한번 용기를 가져 보았다.

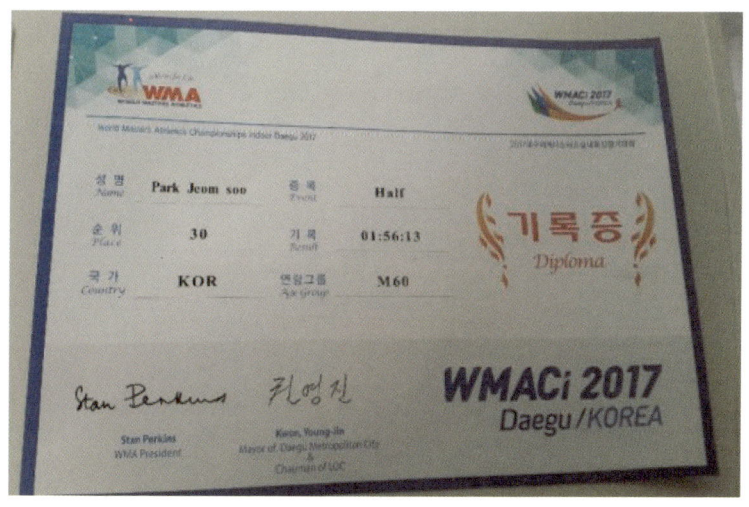

*대구세계마스터즈 마라톤 기록증

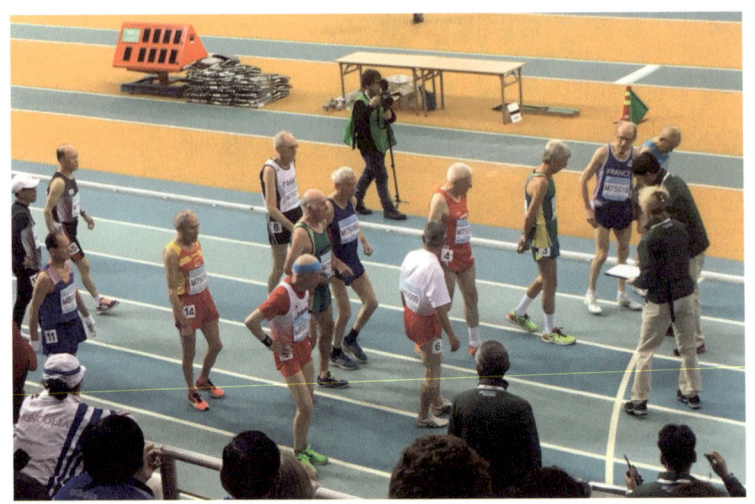

*70세 이상 노인들의 경기

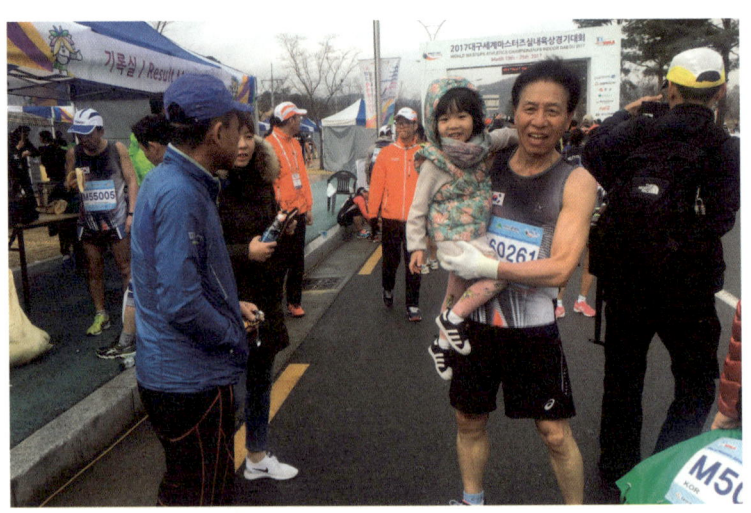

*완주 후 손녀와 함께

마라톤 풀코스를 완주하다

2017년 10월 15일(일), 60대 후반 말기 암 환자로서 동아 경주국제마라톤 풀코스(42,195km)를 완주한 잊을 수 없는 날이다. 긴 연휴 동안 요양병원에서 퇴원해 집으로 갔으나 병원에서 규칙적으로 생활하던 리듬이 일시에 깨져 11일 다시 입원했다. 몸 상태가 안 좋아 지난번 신청해 놓은 마라톤(동아마라톤 풀코스)은 포기하려고 아이들에게도 내려오지 말라고 했다. 하지만 3일 동안 몸 관리를 하며 곰곰이 생각해 보니 달리다 쓰러지는 한이 있더라도 참가해야겠다는 생각이 들었다.

새벽 5시에 일어나 팔공산 병원을 출발해 경주로 향했다. 도착해 보니 대부분 마라톤 동호회 회원들이고 개인 참가자는 별로 보이지 않았다. 특히 풀코스는 거의 단체였다. 모두 나름대로 준비를 많이 한 것 같은데 아무것도 모르는 나는 그냥 무조건 달리는 것을 목표로 출발선에 섰다.

25km 지점까지는 무난히 달리다 점점 다리가 무겁게 느껴지기 시작하더니 속도가 현저히 줄어들었다. 때마침 페이스메이커를 만나 다시 힘을 내고 30km까지는 잘 달렸는데 항문에 반응이 오기 시작했다. 조금 전 배가 고파 주최 측에서 제공하는 바나나 반 개와 물을 마신 것이 탈이 난 것 같았다. 직장 전부와 대장 일부를 제거한 몸으로 공복에 물과 바나나를 먹었으니 당연히 부작용이 생긴 것이었다.

변이 나올 것만 같으면 뛰는 것을 멈추고 그 자리에 서서 항문에 힘을 주고 참기를 반복했다. 뛰는 도중에 화장실을 갈 수도 없고 급히 변을 보고 나오면 반응이 더 심해지기에 걷다가 뛰기를 반복하며 힘겹게 완주했다(4시간 38분).

아킬레스건이 끊어지고 협심증으로 스텐스를 삽입했다고 해서 의사의 말대로 등산도 하지 않고 마라톤도 하지 않았더라면 절대 오늘과 같은 성과를 거두지는 못했을 것이다. 암 치료도 마찬가지다. 항암 치료를 했다면 암을 극복하고 마라톤 풀코스를 뛸 수 있었을까? 암 요양병원에서 1년 6개월 정도 생활하는 동안 많은 환우들이 항암제 치료나 방사선 치료의 부작용으로 고통받다 잘못되는 경우를 많이 목격했다.

사실 나는 운이 좋아서 비타민 C와 또 다른 면역치료 방법을 알게 되었고, 암을 극복하는 것은 물론 마라톤 풀코스(42.195km)를 완주할 정도로 건강을 회복했다. 최윤호 씨의 투병 일지가 암을 극복하는 계기가 되었듯이 나의 투병기를 통해 수많은 환자들에게 희망이 되고 싶다.

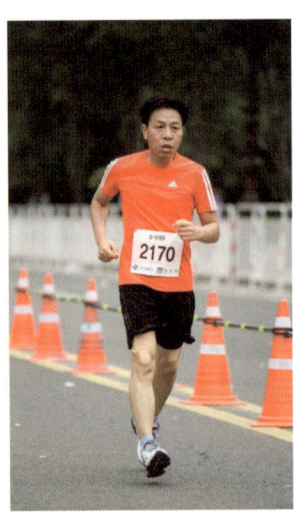
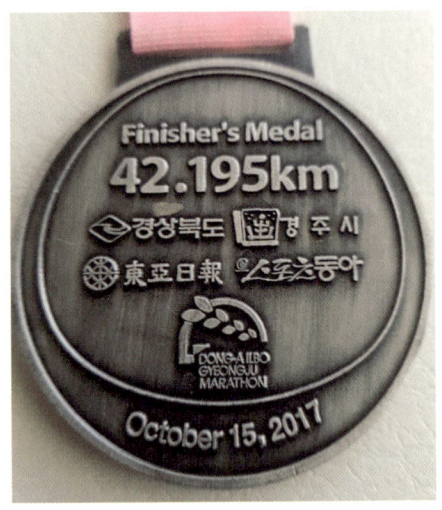

2018년 1월 6일, 언더로뎀 519호에 입원한 환우가 나를 만나고 싶다고 간호사실에 면담 신청을 했다. 대구에 사는 이○○ 환우가 입원하기 4일 전 〈암극복 이야기〉 밴드에 가입해 나의 투병기를 읽고 아무런 상의도 없이 입원을 하고 면담을 신청한 것이다. 그분은 영남대병원에서 난소암 진단을 받고 수술을 했는데, 폐로 전이되어 서울대병원으로 옮겨서 육종암 진단을 받았다. 지금은 아무런 치료도 받지 않는데 암이 거의 없어졌다고 했다. 그분은 내가 감히 엄두도 내지 못하는 울트라마라톤(100km) 완주를 했다고 한다. 그러한 사실이 나에게 엄청난 충격이자 자극으로 다가왔다. 완치가 어려운 육종암이지만 이 정도 의지와 체력이라면 충분히 암을 극복할 것으로 믿고 비타민 C 메가도스 요법을 시작했다.

지금은 아픈 상태에서도 러닝머신을 10으로 놓고 1시간을 뛴다고 하니 또 하나의 기적이 이루어질 것으로 보인다.

2018년 1월 16일 오전에 이○○ 환우와 같이 팔공산 동봉 등산을 하고 점심 식사를 했다. 그는 암 투병 중에 마라톤 풀코스에 도전해 33km 지점에서 포기했는데, 3월 14일에 열리는 동아국제마라톤 서울 대회에 참가 신청을 했다고 한다. 다시 풀코스를 뛸 생각은 하지 않았는데, 이○○ 환우의 완주를 응원하기 위해 나도 늦은 밤에 동아마라톤 서울국제마라톤대회에 참가 신청을 했다. 아무래도 동반자가 있으면 힘이 덜 들고 다른 환우들에게도 자극이 될 수 있다고 생각되었다.

끝까지 포기하지 않는다

마라톤 출전을 앞두고 퇴원한 이○○ 환우가 연락이 되지를 않아 어쩔 수 없이 혼자 출전하게 되었다. 동아마라톤 전날 무슨 일인지 변이 나오지 않았다. 출전 당일 변을 보지 않은 상태에서 달리면 힘들 것 같았다. 새벽 2시에 일어나 냉수를 마시고 사과도 하나 먹고 화장실을 몇 번이나 들락거렸지만 변이 나올 기미가 없었다.

어쩔 수 없이 포기하고 6시까지 출발지인 광화문에 도착하기 위해 4시 40분 집을 나섰다. 5시에 인덕원역에 도착했는데 승객이 아무도 없었다. 알고 보니 첫차가 5시 36분에 있었다. 40분가량 추위에 떨다가 광화문에 도착했는데 수십 대의 물품 보관 차량들이 정렬해 있었다. 출발지와 도착지(잠실종합운동장)가 달라 물품을 보관하면 차로 도착지에 옮겨놓는 것이었다.

물품을 보관하고 나서 민소매 유니폼은 너무 추울 것 같아 입고 갔던 검은색 티셔츠를 유니폼 안에 입고 출발 시간까지 약 50분을 기다렸다. 다른 선수들은 아무렇지 않게 준비 운동을 하고 몸을 푸는데 아직 몸이 정상이 아니어서 그런지 나만 유난히 추위가 밀려왔다. TV조선에서 PD 두 사람이 촬영을 하는데 보기에 민망할 정도로 몸이 떨렸다. 출발 신호가 울리자 선수들이 먼저 출발하고 10분 후 D그룹에 속해 있는 나도 출발했다. 무리하지 않으려고 30km까지는 천천히 뛰었는데 점점 체력이 달리는 것을 느꼈다. 힘든 것이야 얼마든지 참을 수 있지만 한 발 한 발 옮길 때마다 허벅지에 통증이 밀려왔다.

한강 다리까지 37km라고 하는데 아직도 다리가 보이지 않았다. 포기하고 싶은 생각이 간절하다. 출발 전 변도 못 보고 추위에 떨어서 그런지 지난번 경주국제동아마라톤 때보다 훨씬 더 힘들었다. 온갖 생각에 휩싸여 뛰다 보니 한강 다리가 보이기 시작했다. 이때부터 많은 사람들이 걷기 시작했다. 5시간 안에 도착하면 된다는 안도감 때문인지 결국 나도 걷다 뛰기를 반복했다. 마지막으로 운동장에 진입해 트랙을 한 바퀴 도는데 PD 둘이 촬영을 하며 같이 뛰는 것이 보였다. 멋있게 마지막 스퍼트를 하려고 했으나 발이 움직이지 않았다.

어렵게 완주를 하고 인터뷰를 했는데 결승점에 들어오는 영상이 좋지 않다며 다시 촬영하자고 했다. 다시 결승점을 통과하는 모습을 촬영했는데 두 번째 촬영할 때 센서가 작동해 공식 기록이 10여 분 늘어났다(4시간 48분 02초). 경기가 끝나고 잠깐 의자에 앉으려고 하는데 종아리에 쥐가 나서 꼼짝을 할 수가 없었다. 혼자 안절부절못하고 있는데 갑자기 한기까지 밀려왔다. 수술받은 후 한기가 자주 찾아왔다. 전에는 겨울 이불을 둘러쓴 채 온종일 꼼짝도 하지 않고 누워 있을 때도 있었다. 요즘은 한기가 거의 찾아오지 않았는데, 온몸이 사시나무처럼 떨렸다. 아이들이 입고 있던 옷을 모두 벗어 나를 감싸주었다. 그렇게 30분 정도 지나자 한기가 멎었다.

차 있는 곳까지 걸어가는데 한 걸음을 떼기도 너무 힘들었다. 남들은 멀쩡한 것 같은데 유독 나만 힘들어하는 것 같아 창피했다. 하지만 이것이 환자인 나의 한계라는 생각도 들었다. 앞으로 체력 운동을 더 열심히 해야겠다는 새로운 각오도 다져본다.

경기가 끝나고 이○○ 님에게서 연락이 왔다. 본인도 완주를 했다고 한다. 같이 달렸더라면 서로의 기록도 더 좋았을 것이고, 암 환자들에게도 더 큰 희망을 선사할 수 있었을 텐데 너무나 아쉬웠다.

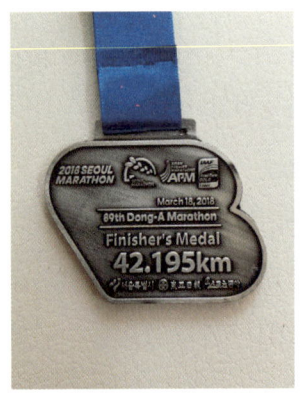 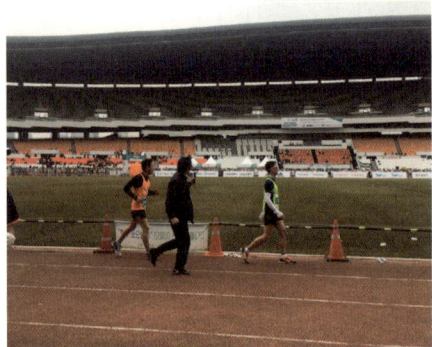

04

건강 전도사로서의 삶

　내가 지내던 요양병원에는 적을 때는 80명에서 많을 때는 100여 명의 환우들이 암 투병 생활을 했다. 다양한 암을 앓고 있는 환우들의 투병 방식을 지켜보면서 나름대로 문제점을 발견하고 나만의 방식을 정립할 수 있었다. 그것이 앞에서도 이야기한 '암 극복 5대 요법'이다.

　'암 극복 5대 요법'의 핵심은 비타민 C 메가도스이다. 내가 암을 극복하자 내 방식을 따라 하는 환우들이 늘어났다. 환우들도 효과를 보면서 비타민 C 요법에 확신을 갖게 되었다. 각종 자료를 분석 검토하며 암 재발 방지를 위해 투병하는 동안 소문을 듣고 나를 찾아오거나 같은 병원에 입원하는 사람들도 있었다.

　이때만 해도 확고하게 정립된 이론이 없었다. 다만 내가 경험한 일들을 토대로 상담을 해주는 정도였다. 하지만 나를 통해 희망을 가지고 돌아가는 사람들을 보면서 덤으로 얻은 삶에서 남은 시간 동안 어떤 일을 할 수 있을 것이라는 확신이 들었다.

어느 날 나는 병원 수간호사에게 병원 운영에 대해 이야기를 나눴다. 나는 병원에 대한 불만이 아니라 암 환자들이 숙명적으로 가지고 있는 문제점을 이야기했다. 가족과 모든 사람들에게 사실상 외면당하고 절망감과 외로움 속에서 죽음의 공포와 싸우는 환우들 이야기를 했다. 밤에 잠이 깨어 휴게실에 나와 보면 불안한 마음과 아픈 몸으로 잠 못 이루는 환우들이 있었다. 이분들의 마음을 조금이라도 어루만져 주고 싶었지만 아무런 도움이 되지 않는 나 자신이 원망스러웠다. 이런 점을 하소연하며 지금도 잘 돌봐주고 있지만 좀 더 진심으로 환자들께 다가가 주기를 부탁했다. 환자가 되어 보면 인간에 대한 사랑을 바탕으로 한 의술이 아쉬울 때가 많다.

진실된 사랑이 없다면 어떤 것이 환우들에게 좋은 시스템인지 알 수 없다. 의술로 돈을 벌 수는 있지만 환자들이 편안한 마음으로 건강을 회복할 수 있게 해주는 인술은 실패한다. 나의 의견을 원장님에게 꼭 전해달라고 하니 수간호사는 자신과 간호사들이 더 정성을 다해 봉사하겠다고 말했다.

다시 삶을 외치다

퇴원했던 이재열 환우가 찾아와 재미있는 하루를 보냈다. 메기 매운

탕으로 점심을 먹고 종일 담소를 나누다 저녁에는 환우들 11명이 함께 노래방에 갔다. 비록 생수 한 병씩 놓고 노래를 불렀지만 지친 투병 생활에 모처럼 즐기는 여흥이었다. 하지만 모두 노래 솜씨가 신통치 않다. 나만 하더라도 수술할 때 입으로 마취를 하면서 한쪽 성대가 손상되어 두 달 동안 목소리가 전혀 나오지 않았다. 노래는커녕 음정 박자를 전혀 맞출 수가 없었다.

삼도봉을 등산하며 노래를 흥얼거려 봤지만 1년 이상 노래가 나오지 않다가 이제야 조금씩 노래를 하기 시작했다. 수술받은 환우들도 정도의 차이는 있지만 비슷한 상황이었다. 젊은 환우가 암 투병으로 노래 부를 생각은 전혀 하지 못하다 마이크를 잡았는데 노래가 나오지 않아 깜짝 놀라는 것이었다.

우리는 나오지 않는 소리를 쥐어짜고 비명 같은 소리를 질러대며 즐거운 시간을 보냈다. 죽음과의 싸움 중에도 잠시나마 환자라는 것을 잊어버릴 수 있었던 소중한 시간이었다.

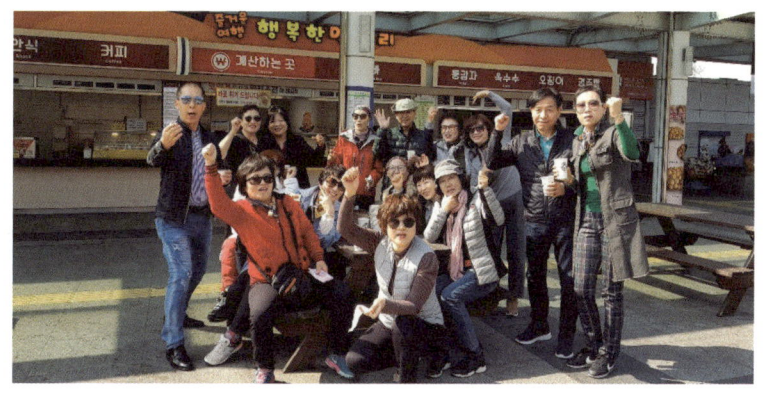

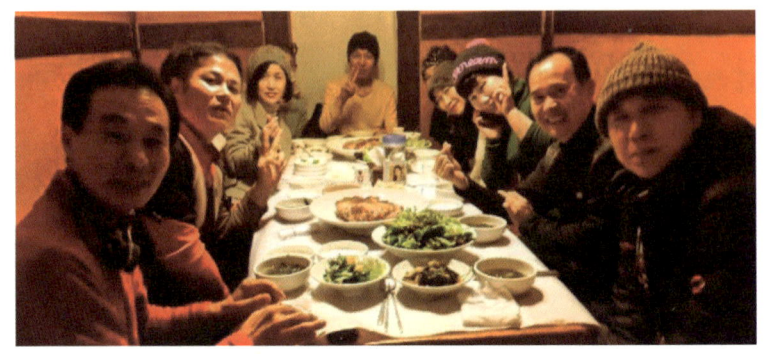

　새벽 운동을 마치고 오후 3시 30분에 룸메이트인 김대홍 환우의 아내가 동료들과 위문 공연을 한다기에 참석했다. 사회를 보던 간호부장이 갑자기 나를 소개했다. 너무도 유명한 분이라며 과분할 정도로 칭찬해주었다. 환우들의 환호 속에 무대로 올라가 전날 알몸 마라톤 대회에 참가한 이야기를 했다.

　"복부에 흉측한 수술 자국이 나 있지만 환우님들의 암 극복을 바라는 마음에서 '언더로템 환우님! 암 극복'이라고 페인팅으로 쓰고 뛰었습니다. 그때 KBS에서 뉴스 촬영을 하고 있었는데 마라톤에 참가하는 말기 암 환자는 제쳐두고 엉뚱한 사람을 인터뷰하는 바람에 뉴스에 나오지 못했습니다."

　그러자 환우들이 웃음으로 화답했다. 달리던 도중 매연으로 힘들었고 중간에 포기하고 싶었지만 환우들의 명예를 실추하지 않으려고 끝까지 완주했다는 이야기와 나의 투병 과정을 간략히 소개했다. 그리고 암은 충분히 극복할 수 있는 병이라고 강조하며 모든 환우들의 쾌유를 빈다고 말했다. 그들을 위로해줄 수 있어서 뿌듯한 기분이 들었다.

환우들의 연이은 암 극복 소식

박명화 환우가 좋은 소식을 전해주었다. 폐암 진단을 받은 그는 종양이 너무 커서 수술을 하지 못한다는 진단을 받고 휠체어에 의지해 요양병원에 입원했다. 그동안 나의 권유로 비타민 C와 MSM 요법을 하고 새벽 운동도 같이 하면서 건강이 많이 회복되었다.

아산병원에서 검사를 했는데 결과가 너무 좋다고 한다. 박명화 환우가 쾌유되어 가는 기념으로 저녁 식사를 사고 환우들 13명이 노래방에 갔다. 지난번 노래방 나들이보다는 노래 솜씨가 늘었다. 박명화 환우 덕분에 모두 외로운 투병 생활 중에 즐거운 하루를 보낼 수 있었다. 나의 권유로 효과를 보고 있다고 하니 기분이 좋았다.

이재열 환우와 유미숙 환우는 금요일마다 비타민 C 주사를 맞기 위해 외래로 내원한다. 나는 그들과 함께 생아귀 수육으로 점심 식사를 했다. 암 환자이다 보니 입맛이 없을 때가 많아 언제나 맛있는 음식을 찾아다닌다. 최고의 암 치료제는 음식을 잘 먹는 것이다.

저녁에는 황도경 환우(51), 서정화 환우(39), 황순애 환우(61)와 같이 식사를 했다. 식사를 마치고 찻집에 들러 차를 마시며 대화를 나눴다. 세 명 모두 유방암 환자들이었다. 수술한 지 오래된 황순애 환우는 힘든 시간이 지나갔지만, 나머지 두 사람은 얼마 전에 수술하고 항암 치료를 하느라 한창 힘든 나날을 보내고 있었다. 서정화 환우는 계속 눈물을 흘리면서 남편이 보고 싶다 했다. 어린 나이에 왜 이런 몹쓸 병에 걸렸는지 너무 억울하다면서 또 눈물을 흘렸다.

그럴 때마다 내가 우스갯소리로 위로하면 잠시 웃다가 또 눈물 흘리기를 반복했다. 내가 투병기를 들려주면서 용기를 불어넣어 주면 모두 나를 부러워했다.

이들이 가장 두려워하는 것은 암이 재발하는 것이다. 면역치료(비타민 C와 MSM 복용, 비타민 C 정맥주사)를 꾸준히 하고 운동을 생활화하면 절대 재발하지 않는다고 위로해주었다. 세 명 모두 너무도 착한 사람들이다. 특히 서정화 환우는 큰딸과 동갑이라 가슴이 더 아프다. 병원에 있는 동안 이들에게 용기를 주고 건강한 몸으로 집에 돌아갈 수 있도록 도와줄 것이다.

제2의 인생을 꿈꾸다

큰아이와 같이 CT 검사 결과를 보러 서울대병원에 들렀다. 권우일 교수는 담도 상태도 좋고 아무 이상이 없다며 지금처럼 관리하면서 6개월 후에 다시 한번 검사해 보자고 했다.

개인적인 기록을 위해 그동안의 의료 기록 자료와 영상 자료 등을 받고, 삼성서울병원에 들러 협심증 약을 처방받았다. 암을 극복하더라도 스텐스를 삽입한 탓에 협심증 약은 평생 먹어야 한다.

요양병원에 돌아오니 모두 나의 검사 결과를 궁금해하고 있었다. 서울대병원에서 가져온 CD와 판독지를 권 부장에게 전하고 설명을 들었다. 작년 2월 삼성서울병원에서 가져온 자료에는 대동맥 임파절과 간에 암세포가 다닥다닥 붙어 있었다. 작년 8월 서울대병원에서 담도 복원 수술을 하고 검사했을 때는 늑막 쪽에 물이 차고, 수술 후유증으로 폐에도 공기가 차 있었다. 이번 검사에서는 물, 공기 그리고 암세포가 전혀 보이지 않고 재발 위험성도 거의 없다고 판독을 해주었다.

권 부장님의 말이 끝나자 모여 있던 환우들이 환호성을 내질렀다. 마치 자기 일처럼 좋아해주어 감사했고, 나를 통해 희망을 얻은 것 같아 기뻤다.

내일 설날을 맞아 오전 10시쯤 심천랜드에 목욕을 하러 갔는데 큰 주차장에 차들이 가득했다. 설 전날 목욕을 하러 오니 어릴 때 기억이 떠올랐다. 기적같이 건강을 회복하고 목욕을 하고 있는 순간이 꿈인지 생시인지 모르겠다. 감사한 마음과 행복을 느꼈다.

제2의 인생을 살게 된 지금부터는 건강 전도사로서 암과 불치병으로 고통받는 환자들에게 도움이 되리라 다짐했다. 지난 2년간 악몽과도 같은 기억이 파노라마처럼 펼쳐졌고, 내가 해냈다는 자부심이 밀려들었다.

친구들은 대부분 은퇴하고 느긋하게 노후를 보내고 있을 나이에 나는 제2의 인생을 준비하고 있다. 이러한 나의 도전을 노욕이라고 말하는 친구들도 있지만 나는 그렇게 생각하지 않는다. 지금까지는 인생 경험이 없고 지식도 부족해서 사업에 성공하고도 허무하게 무너지는 일이 빈번했다. 하지만 이제는 연륜과 지식이 어느 정도 쌓이고 무엇보다 마음을 비웠기에 건강만 잃지 않는다면 충분히 100세까지 더 훌륭한 일을 할 수 있을 것이라고 믿는다.

  세계를 이끌어가는 사람들 대부분이 90세가 넘은 고령이다. 버크셔 해서웨이를 운영하는 워런 버핏을 비롯해 조지 소로스, 짐 로저스 모두 고령이다. 이들과 비교할 수는 없지만 건강만 유지된다면 내가 할 일이 있을 것이다. 최선을 다해 건강을 유지하고 암 환우들을 위해 보람된 일을 하리라 마음먹었다.

05

끝내 극복하지 못하는 이유

불안한 마음이 성급함을 부른다

오늘 또다시 안타까운 소식을 들었다. 대구 P병원에 입원해 있던 후배 박○○이 세상을 떠났다는 것이다. 그동안 수많은 환자들의 죽음을 목격했지만 박○○처럼 가까운 사람의 죽음은 결코 익숙해지지 않는다.

4월에 그는 내가 있는 병원에 입원해 나의 방식을 따라 치료하겠다고 했다. 그런데 병원에 입원하고 나서 서로의 의견이 달라지기 시작했다. 그는 최첨단 치료를 받기 위해 일본으로 가겠다고 했다. 물론 불안한 마음에 좋다는 치료는 다 받아보고 싶겠지만 나는 전혀 믿음이 가지 않았다. 무엇보다 최첨단 치료라는 NK세포 치료로 암을 완치했다는 사람을 보지 못했기 때문이다. 그리고 당일 일정으로 대구에서 출발해 일본을 다녀오는 스케줄도 마음에 들지 않았다. 신체적 안정이 중요한 암 환자들에게는 무리가 많이 따르기 때문에 암이 순간적으로 악화될 수도 있었다.

그렇다고 그가 비타민 C 메가도스 요법을 하지 않은 것은 아니다. 당일치기로 일본을 다녀와 늦은 시간에 병원에 도착하면 비타민 C 정맥주사를 맞았다. 몸에 맞지 않은 것인지 아니면 무리한 일정 탓인지 비타민 C 요법도 효과가 전혀 없었다.

그는 일본을 일주일에 한 번씩 다녀오고 나서 음식 먹은 것이 체한 것 같다고 했다. 나는 느낌이 이상해서 체한 것이 아니고 뭔가가 잘못된 것 같으니 일본 일정을 그만두라고 권유했다. 하지만 그는 내 말을 듣지 않고 계속 일본을 왔다 갔다 했다.

박○○는 병색이 더욱 깊어갈 뿐 나아지는 기미가 보이지 않았다. 그러더니 운동을 하다 삐끗해서 엉치뼈가 아프고 먹은 것이 얹혔다고 했다. 나는 뭔가 잘못되었다는 것을 확신했다. 결국 박○○는 6번의 치료 후 일본에 가는 것을 중단했다.

그 무렵 그의 친구가 나에게 일본에서의 치료와 비타민 C 메가도스 요법도 효과가 없어 박○○이 마음고생이 심하다고 전했다. 듣다 보니 은근히 나를 원망하는 말이었다. 처음에 그는 잘 되든 못 되든 본인 책임이고 나를 원망하지 않겠다고 했다. 더구나 내가 시키는 대로 하겠다고 하고서는 내 말을 전혀 듣지 않았다. 심각성을 느낀 박○○이 원인을 알기 위해 종합병원에 입원하겠다기에 서울대병원을 적극 권했으나 이마저도 듣지 않고 대구에 있는 P 병원에 입원했다.

무엇 때문이었는지 지금도 알 수 없다. 더 이상 내 의견을 듣지 않아 마음이 아팠지만 왕래와 관심 등 모든 것을 단절할 수밖에 없었다. 의사가 아닌 내가 책임질 수 없는 일이었다. 나의 경험을 이야기할 뿐 강요할 수는 없었다. 안타까운 마음만 클 뿐이었다.

확신이 없다면 극복도 없다

성주에 사는 70세의 박○○ 환우는 2016년 말경 간암이 너무 커서 수술을 할 수 없었다. 걷지도 못한 채 휠체어를 타고 요양병원에 입원해 나와 인연을 맺게 되었다. 그때부터 나를 따라 비타민 C 메가도스 요법을 하고 새벽에는 같이 운동을 하면서 몸이 급속도로 좋아졌다. 병원 검사 결과 암이 거의 없어졌다는 소식을 듣고 기념으로 환우들에게 식사를 대접하기도 했다.

나는 건강이 좋아졌다 하더라도 좀 더 완벽하게 관리하기 위해서는 당분간 계속 입원해서 치료를 더 해야 한다고 했다. 하지만 그는 나의 만류에도 불구하고 퇴원을 했다. 더 이상 나의 조언이나 설득을 받아들이지 않았다. 본인의 노력으로 암이 없어졌다고 생각했는지 나에게는 고맙다는 인사 한마디 없었다.

희망이 없을 때는 나에게 간이라도 빼줄 듯이 하다가도 암이 없어지고 체력이 좋아지면 돌변하는 사람들이 있다. 암은 제대로 관리하지 않으면 언제든지 재발할 수 있으므로 평생 싸워나가야 한다. CT상에 보이지 않는다고 싸움이 끝난 것으로 착각하면 안 된다. 암이 나으면 자신의 노력이고, 잘못되면 모든 원망은 나에게 돌아왔다. 이런 일을 겪고 보니 상담을 하지 않는다던 최윤호 씨의 심정이 이해되었다.

5개월 정도 지난 어느 날 서정화 환우가 나에게 찾아와 병원 4층에 박○○ 환우가 입원했는데 산소 호흡기를 꽂고 있다고 했다. 그는 이미 가망이 없어 보였고 며칠 입원해 있다가 유명을 달리했다. 암을 극복했다가 유명을 달리한 환우들이 많다. 암은 평생 관리를 하지 않으면 언제든 다시 활동해서 사람의 목숨을 앗아간다는 것을 다시금 일깨워주었다.

혼자이지만 함께여야 하는 이유

사람들은 설마 내가 암에 걸릴까 하고 생각한다. 암에 걸린 환우들 마찬가지다. 설마 죽기까지야 하겠어 하는 착각으로 운동도 게을리하고 적극적으로 대처하지 않는다. 그러다 골든 타임을 놓치면 고통이 시작되고 식사를 하지 못하게 된다. 그제야 살기 위해 운동을 하고 비타민 C 메가도스 요법을 시작하지만 이미 늦어 후회 속에서 죽음을 맞이한다.

암 환자는 모든 것을 혼자 이겨내야 한다. 운동도 혼자 하는 것이다. 보호자에게 의지할 때부터 의욕은 줄어든다. 보호자는 환자가 무리한 운동을 하는 것부터 먹는 음식까지 간섭하기 때문이다. 인터넷에 떠도는 근거 없는 낭설들은 환자에게 도움은커녕 해가 될 뿐이다.

암을 치유할 때는 오직 거기에만 집중하고 다른 것은 생각하면 안 된다. 주위 사람들과 친분을 쌓는 것도 중요하지만 더 중요한 것은 암과의 싸움이라는 것을 명심해야 한다. 보호자뿐만 아니라 어떤 동료를 만나느냐에 따라서도 행운과 절망이 교차한다.

나는 밴드나 카페를 만들어 운영하면서 회원들에게 실명으로 활동할 것을 권고한다. 본인이 체험했거나 목격한 사실이 아니면 글을 올리지 말라고 당부한다. 다른 곳에서 퍼온 글들은 대부분 삭제하고 회원들에게 실질적으로 도움이 될 만한 글들만 남겨놓는다.

체력이 뒷받침되지 않고서는 절대 암을 완전히 이겨낼 수 없다. 그렇다고 무턱대고 운동만 열심히 하면 피로 물질인 젖산이 축적되어 오히려 암이 재발되거나 악화된다. 젖산의 축적을 막아주는 MSM 복용 등의 면역 치료를 해야 충분한 운동을 통해 근육을 만들어서 암을 이길 수 있다. 정신력 또한 빼놓을 수 없다. 스스로 생명줄을 놓았을 때 순간적으로 생명을 잃는다. 살겠다는 의지와 정신력이 있다면 쉽게 죽지 않는다.

많은 경험과 암에 대한 새로운 인식이 쌓여가면서 나는 가까운 지인들뿐 아니라 많은 암 투병 환우들을 도와줄 방법을 생각하기에 이르렀다. 그래서 〈암극복 이야기〉 밴드와 카페를 만들어 운영하기로 했다.

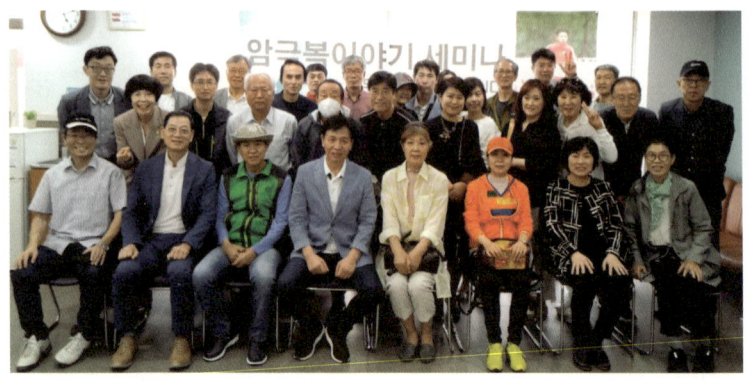

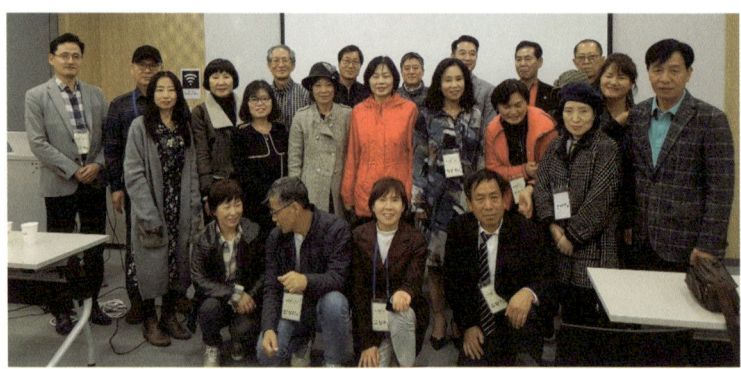

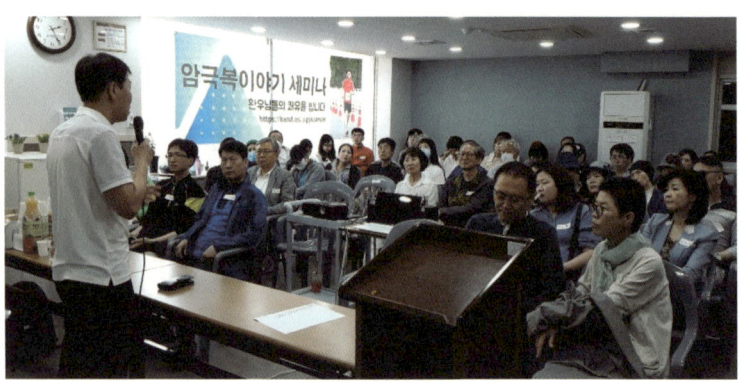

*〈암극복 이야기〉 밴드 회원 세미나

절망을 이용하는 상술

2017년 7월 16일 서울 코엑스에서 열린 암&건강박람회는 가장 큰 암 전문 행사였다. 실제로 가 보니 암 투병을 하는 환자들도 정말 많고, 그들로 인해 먹고사는 업체도 많다는 것을 실감했다. 박람회에 참여한 업체들이 어림잡아 70~80개 정도 되었다. 바이오매트, 황토매트, 숯매트 등 각종 건강 보조기구와 건강 보조식품, 서울대병원과 삼성서울병원까지 정보의 홍수 속에 눈과 머리가 어지러울 정도였다. 대구에서 왕복 8시간 운전을 하고 주차하는 데만 30분 이상 소요한 대가치고는 허무한 결과였다.

내가 이곳을 찾은 이유는 꿈의 항암제 치료라고 선전하는 중입자선 치료에 대해 알고 싶어서였다. 중입자 회사 관계자인 일본인이 나와서 어떤 방법으로 치료하는지 설명해주었다. 방사선 치료의 일종인데 기존의 방사선 치료보다 3배 이상 암세포에 집중하므로 정상 세포는 전혀 손상을 입히지 않고 암세포만 공격해 사멸시킨다고 했다. 시술 시간은 15분 정도로 짧고 장기를 도려내지 않으니 후유증도 거의 없다고도 했다. 그런데 한 가지 아쉬운 점은 암세포가 여러 곳에 퍼져 있으면 치료할 수 없다는 것이었다. 전이되지 않은 초기 암에만 적용할 수 있는 방법이었다. 우리나라 정부가 부산에 중입자암센터를 설립하려고 추진하다가 중단되었고, 해외에는 독일, 중국, 일본, 이탈리아에 있는 것으로 알려져 있다.

모든 암에 효과가 있지도 않을뿐더러 치료비도 1억 원을 상회한다고 한다. 일본에서 가장 활발하게 추진되고 있으며 국내 환자들에게 적극적으로 영업하고 있었다.

또 하나의 꿈의 치료라고 선전하는 양성자 암 치료도 있다. 그러나 얼마 전 일본으로 가서 7회 정도 그 치료를 받고 온 환우가 부작용 때문인지는 모르겠지만 유명을 달리했다. 결국은 효과를 보장할 수도 없고, 아무도 책임지지를 않는다는 것이다.

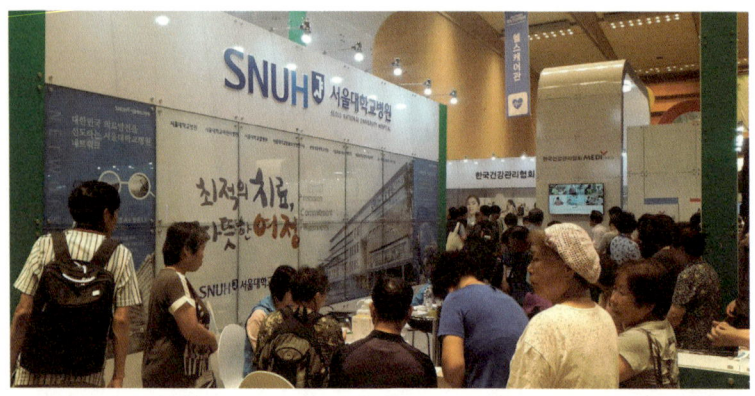

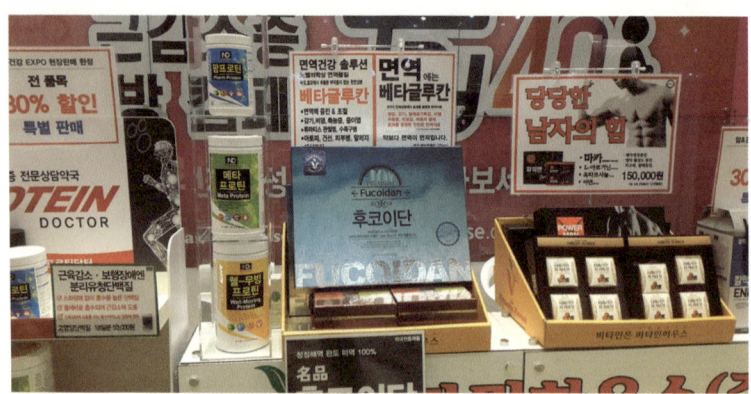

*암&건강 박람회에서

생의 끝자락을 간신히 거머쥔 채 절박한 심정으로 투병 생활을 하는 환우들의 생명을 담보로 엄청난 먹이 사슬이 형성되어 있는 것은 부인할 수 없는 사실이다. 판단은 개개인의 몫이지만 암 환우들은 확신 없는 선전에 현혹되어 돈도 날리고 건강을 찾을 골든 타임마저 놓치는 경우가 종종 있다.

- 01 완벽한 치료법은 없다
- 02 체력만이 암을 이길 수 있다(운동)
- 03 암 환자는 못 먹어서 죽는다(음식)
- 04 비타민 C는 어떻게 암을 치유하는가
- 05 내 몸의 유해 성분을 배출하라(배변)
- 06 보통의 마음가짐으로 암을 이겨낼 수 있을까?(정신력)

chapter 4

암 극복을 위한
건강 전도사의 5대 요법

01

완벽한 치료법은 없다

아직까지는 암을 완벽하게 극복할 수 있는 치료법은 없다는 것이 나의 판단이다. 일단 내 몸속에서 암이 사라지게 할 수는 있어도 재발을 막을 수가 없기 때문이다. 그래서 암의 재발까지 막기 위해 나의 경험을 토대로 만든 것이 '암 극복 5대 요법'(운동, 음식, 면역치료, 배변, 정신력)이다.

5대 요법의 원리는 '자연의 선순환 원리'와 같다. 어떤 경우에도 식사를 못 하면 암을 이겨낼 수 없기 때문에 음식 섭취를 방해하는 치료를 해서는 안 된다. 음식을 먹지 못하면 배변 활동이 이루어지지 않아 유해 산소를 배출할 수 없기 때문에 결과적으로 암을 고칠 수 없다. 음식을 제대로 섭취하지 않으면 면역치료도 할 수 없고, 기력이 없으면 운동을 할 수도 없다.

내가 말하는 면역치료의 핵심은 비타민 C와 MSM인데 음식을 먹지 않고는 속이 쓰려서 고용량 비타민 C를 섭취할 수 없다. 비타민 C조차 섭취하지 못하는 사람은 암을 이겨나갈 정신력이 생길 수가 없는 법이다. 이렇게 5가지가 연결되지 않고는 암을 완벽하게 극복할 수 없고 재발 또한 막을 수 없다.

무엇이든 부작용이 없는 치료법도 거의 없다. 항암제나 방사선 치료의 부작용은 너무나 잘 알려져 있다. 최첨단 치료라 불리는 중입자선 치료나 양성자 치료도 부작용이 있기는 마찬가지다. 이런 지론을 내놓으면 많은 환우들이 "수천억 원을 들여서 연구하고 임상 실험까지 마친 치료법이 왜 효과가 없겠습니까?"라고 묻는다.

하지만 최첨단 치료법을 개발한 사람들도 모든 암 환자들에게 효과가 있는 것이 아니라고 밝힌다. 예를 들어 양성자 치료는 완치율이 20% 정도라고 하지만 정작 주변에서 이 치료로 완치된 환자를 찾아볼 수 없다. 이를테면 양성자 치료나 중입자선 치료, 수술, 항암제 치료, 방사선 치료 등으로 CT상에서 암이 없어졌다고 진단을 내린다. 병원에서는 수술도 잘되고 항암제 치료나 방사선 치료도 잘되어 암세포가 보이지 않으니 관리를 잘하고 3개월 후에 검사하러 오라고 한다. 이때 환자는 암세포가 보이지 않으니 관리만 잘하면 이상이 없을 거라고 생각하지만 그 환자는 어떻게 관리해야 하는지 정확한 방법을 모른다. 병원에서는 그 방법을 가르쳐주지 않는다.

그저 적당히 운동하고 영양 식단에 따라서 먹고 몸에 좋지 않은 이러저러한 것은 하지 말라는 지침을 준다. 이렇게 3개월 후 검사를 하면 대부분 깨끗하다. 이상 없으니 다시 3개월 후에 와서 검사하라고 한다. 3개월 후에 또 검사하면 대부분 이상이 없다. 그러면 병원 측은 "깨끗하고 이상이 없으니 6개월 후에 검사하러 오세요"라고 한다. 그러면 환자는 '이제 조금만 더 지나면 재발이 없겠구나'라고 생각하고 나름 열심히 삶의 의욕을 불태운다.

그러나 너무 성급하게 판단해서는 안 된다. CT상에서 암 덩어리가 보이지 않는다고 해서 완치된 것은 아니다. 검사 결과에서 암의 증거를 찾을 수 없다는 것뿐이다. 몸속에 남아 있는 잔존 암은 어떤 검사를 통해서도 찾아낼 수 없다. '암의 증거를 찾을 수 없다'는 말과 '암이 없다'는 말은 다른 것이다.

현대 의학이 발달했다고는 하지만 검사에 나타나지 않는 잔존 암세포까지 완전히 없어졌는지 알아낼 방법은 없다. 그래서 시간을 두고 정기 검진을 하는 것이다. 5년 동안 정기 검진에서 암의 증거를 찾을 수 없다면 잔존 암세포가 완전히 없어졌다고 간주하고 완치 판정을 내린다.

하지만 몸 어딘가에 잔존 암세포가 남아 있다면 그것은 계속 자랄 것이고, CT나 MRI에 나타날 정도까지 자라면 그때서야 암이 재발되었다는 진단을 받는다.

의학 기술이 아무리 발전해도 잔존 암세포를 100% 찾아내기는 어렵다. 하루에도 수천 개의 암세포가 생성된다고 하니 말이다. 그렇기에

'암 경험자'의 생활 관리가 중요한 것이다.

대부분의 암 경험자들은 음식과 영양소의 중요성을 알기 때문에 뭔지는 정확히 모르지만 주변 사람들이 권하고 인터넷에 떠도는 식단에 따라서 먹는다. 자연식이라며 녹즙을 몇 잔씩 먹기도 하고, 면역에 좋다는 각종 채소류나 여러 가지 값비싼 영약들을 구해서 먹는다. 고기도 살코기만 조금, 그것도 굽지 않고 삶아서 먹는다. 몸에 안 좋은 포화지방이 많이 함유된 붉은색 고기도 먹지 않고 개고기, 오리고기, 꿩고기만 먹는다. 보신탕을 먹었을 때 반짝 기운이 나는 것은 개가 먹은 항생제 효과라고 한다. 회는 아예 먹을 생각조차 하지 않는다.

또한 체온이 상승해야 암세포가 죽는다며 실내 온도를 최대한 올리고 온몸을 따뜻하게 감싼다. 나름 철저하게 관리를 하고 6개월 후에 검사를 하러 가면 "무언가 비치는데 정확하지 않으니 정밀 검사를 해봅시다"라고 해서 예약을 하고 검사 후 결과를 보면 암이 재발해 있다. 그럼 또다시 수술 아니면 항암제 치료, 방사선 치료를 한다. 대부분의 환자들이 이런 과정을 따라간다.

암 투병 환우들이 가장 두려워하는 것이 암의 재발이다. 하지만 시기만 다를 뿐 대부분 재발하고, 환우들은 다시 수렁으로 빠져든다. 물론 재발까지 완전히 이겨내는 사람도 있지만 극소수에 불과하다.

나는 건강 전도사로 활동하면서 수천 명의 환우들과 소통했다. 암을 극복하고 5년 또는 10년이 지난 후에 암이 재발한 환자들도 여럿 보았다. 암이 재발하면 환자들은 자신이 관리를 잘 못 해서 암이 재발한 것이라고 생각한다. 예를 들어 언제 친구들과 어울려 술을 한잔했는데, 어디서 삼겹살을 먹었는데, 그때 콜라를 안 마셨어야 했는데, 하고 자책한다.

그러나 나의 경험으로 보면 환자 본인의 잘못이 아니다. 암은 재발하게끔 되어 있는 것이다. 나는 암이 재발하고 생활 자체가 너무 무료해서 간을 60% 제거한 상태에서도 3년 동안 매일 저녁 혼술을 했다. 배가 나오고 몸이 안 좋아지는 것을 느껴 지금은 거의 술을 마시지 않는다. 하지만 음식은 무엇이든 다 먹는다. 해독 작용을 하고 염증을 잡아주는 초고용량 비타민 C와 MSM을 믿기 때문이다.

이제는 거의 암이 극복된 것 같아 좋은 음식으로 관리하고 싶지만 조건이 되지 않아 각종 항산화제와 영양소를 보충하면서 몸 관리를 하고 있다. 부작용이 거의 없는 면역치료법이 있는데 왜 주류 의학계는 그것을 거부하고 있는지 안타까울 뿐이다.

02

체력만이 암을 이길 수 있다
(운동)

암과의 싸움은 사실 수술하기 전부터 시작되었다. 수술을 앞두고 관악산을 오르고 안양천을 걸으며 체력을 길렀다. 암과의 싸움은 어찌 보면 담도와의 싸움이었다. 나는 항암제 치료 후유증보다 담도로 인한 문제가 더 많았다. 수술 후 두 달 동안 목소리가 전혀 나오지 않았고, 담도를 뚫는 시술에 연이어 실패하면서도 운동은 계속했다.

세 번에 걸친 담도관 시술에 실패하고 병원 복도를 천천히 걸으면서 운동하다 배가 너무 아파 주저앉은 적도 많았다. 배관을 꽂지 못하고 계속해서 담도를 찔러대는 바람에 출혈이 너무 심했던 것이다. 지혈제를 맞고 응급조치를 했다. 아플 때도 천천히 걷는 운동은 병원에 있는 동안 멈추지 않았다.

퇴원 후 총 12회 예정으로 항암제 치료가 시작되었다. 케모포트를 통해 몇 시간 동안 주사를 맞고 이틀 동안 항암 주머니를 달고 다녔다. 보름에 한 번씩 병원에 가서 주사를 맞고 항암 주머니를 차고 퇴원하면서도 운동을 계속했다. 왼쪽 옆구리를 뚫어 담즙 주머니를 차고 케모포트를 통한 항암 주머니를 허리에 차고 가쁜 숨을 몰아쉬어야 했다. 또한 직장 전부와 대장 일부를 제거한 탓에 움직이면 변이 나왔다. 방귀를 뀌면 변이 나올 정도였다. 이루 말할 수 없는 불편함 속에서도 나는 운동을 계속했다. 이유는 단 한 가지였다. 체력이 없으면 항암제 치료도, 암도, 아무것도 이겨낼 수 없다는 확고한 믿음 때문이었다.

퇴원하고 일주일 정도 지난 후에 거처를 신진도로 옮겼다. 계속되는 항암제 치료 때문에 음식 냄새도 맡을 수가 없었고, 담도 시술로 인해 숨이 너무 차서 도저히 도시 생활을 할 수 없었다. 그렇게 한 달이 지나자 몸이 조금 회복되면서 나지막한 동네 뒷산에 오를 수 있었다. 어느 정도 혼자 움직일 정도가 되어서야 김천 해인리로 주거지를 옮겼.

처음에는 동네 길을 걷다가 점차 삼도봉 쪽으로 올라가기 시작했고, 보름쯤 후에는 드디어 삼도봉(1176m) 정상까지 등산했다. 처음에는 10번 정도 쉬다가 올라가기를 반복했다. 한 달쯤 뒤에는 한 번도 쉬지 않고 단숨에 정상까지 올라갔다.

정상까지 오르면 온몸이 땀으로 뒤범벅이 된다. 추운 날씨에 하산할 때쯤이면 땀이 식어 체온이 내려가고 한기가 찾아왔다. 그냥 한기가 아니라 온몸이 사시나무 떨리듯 했다. 꼼짝도 하지 못하고 방에 불을 지피고 겨울 이불을 뒤집어쓰고 끙끙 앓아누웠다. 아무것도 먹지 못하는 것은 물론이고 처음에는 한기가 이틀이나 갈 정도였다. 아무리 조심해도 보름에 한 번꼴로 한기가 찾아왔다. 시간이 지나면서 한기가 찾아오는 날도 줄어들고 지속되는 시간도 짧아졌다. 지금은 한기가 무엇인지 잊어버릴 정도다.

그러다 보니 요령이 생겨 정상에 올라가면 바람이 불지 않는 양지바른 곳을 찾아 땀을 닦아내고 속옷을 갈아입었다. 또 한 가지 꼭 지키는 것 중에 한 가지는 운동 시간이다. 항상 새벽 4시 30분에 일어나 등산을 시작한다. 겨울에는 칠흑같이 어두운 밤이지만 전혀 개의치 않았다. 눈이 오면 정상 부근에는 무릎까지 눈이 쌓였지만 나의 등산은 계속되었다. 매일 정상 부근에 있는 산삼 약수터에서 페트병 여섯 통의 약수를 떠 와서 동네 노부부에게 세 통 드리고 나머지는 내가 사용했다.

내가 새벽 시간을 이용하는 이유는 개인적으로 오전에는 해야 할 일이 있고 손님이 찾아오거나 뜻하지 않은 일이 생기면 운동을 못 할 때가 있기 때문이다. 어떠한 이유로도 거를 수 없는 시간이 새벽이었다.

이렇게 운동을 열심히 했는데도 불구하고 암이 대동맥 임파절과 간으로 재발되었다. 운동만으로 암을 이겨낼 수 없다는 것이 증명되었다. 그때는 미처 알지 못했다. 하지만 암에 대한 공부를 하다 보니 원인을 알게 되었다.

문제는 젖산(Lactate)이었다. 근육을 사용하면 체내에서 에너지를 만드는 글리코겐이 분해되면서 젖산이 생성된다. 격렬한 운동을 한 다음 날 근육통이 찾아오는 것도 피로 물질인 젖산 때문이라고 알려졌다.

하지만 최근 연구에 따르면 암세포가 젖산을 생산한다는 사실이 밝혀졌다.

젖산은 산소가 적은 환경에서 포도당이 분해될 때 나오는 부산물이며, 특히 세포 증식이 활발한 암세포는 젖산을 다량 만든다는 것이다. 젖산은 피로 물질이 아니라 암세포를 키우는 물질인 셈이다.

나는 운동을 많이 하면 피로 물질인 젖산이 생기고, 젖산이 축적되면 암이 재발한다는 사실을 몰랐다. 결국 운동을 열심히 하니 체력은 좋아지는데 암도 커져버린 것이다. 젖산 축적을 막을 수 있는 방법을 강구하지 않고 운동만으로는 암을 이겨낼 수 없다는 것을 알게 되었다.

암을 치료하기 위해서는 젖산 생성을 조절하는 일이 중요하다. 나는 암 투병을 하면서 비타민 C 주사와 고용량 비타민 C와 MSM 섭취가 젖산 축적을 막을 수 있다는 사실을 알게 되었다.

내가 비타민 C 요법을 하게 된 것은 암이 재발한 이후부터이다. 올바른 비타민 C 요법을 병행하면서 운동을 하면 체력이 축적되어 암을 이겨내는 데 결정적인 역할을 한다.

암이 재발되어 요양병원으로 거처를 옮기고 난 후에는 새벽 4시 30분에 일어나 차를 몰고 올라가서 팔공산 갓바위 주차장에 주차하고 갓바위까지 단 40분 만에 등산했다. 땀이 비 오듯이 쏟아지는 가운데 돌아오는 차 안에서 먹은 사과 하나의 맛을 잊을 수가 없다. 그런 다음 샤워를 하고 아침 식사를 한다.

쓰러져도 운동을 해야만 하는 이유

내가 운동을 하면서 땀을 흘리는 이유는 체력만이 암을 이길 수 있다는 신념과 항암제 치료로 독극물이 가득한 몸속의 독소를 뽑아내는 길은 땀을 흘리는 것밖에 없다고 생각하기 때문이다. 운동을 하는 방법은 다양하다. 등산을 하고 탁구를 치고 마라톤을 하고 비가 오면 건물 내 계단을 오르기도 한다. 운동하는 방법은 다르지만 딱 한 가지 변함없는 것은 땀을 흠뻑 흘린다는 것이다. 대부분의 의사들은 무리하지 말라고 이야기한다. 대부분의 암 환자들도 산책 수준의 운동만 한다. 사실 산책은 말 그대로 산책이지 운동이라고 볼 수 없다.

환자의 상태에 따라 운동량은 다르겠지만 본인의 몸에 맞게 최대한 무리를 해야 운동 효과가 있다. 흔히 운동을 과하게 하면 젖산이 축적되어 암 재발 확률이 높아진다고 생각하는데 그렇지 않다. 무턱대고 운동만 하면 젖산이 축적되지만 비타민 C와 MSM을 섭취하면 젖산 축적을 막을 수 있다. 내 경우 암이 재발하고 난 후 바뀐 것은 비타민 C와 MSM 섭취뿐이었는데도 엄청난 효과를 보았다.

다음 기사를 보면 젖산에 대한 잘못된 인식을 바로잡을 수 있다.

"젖산이 암세포 생성과 전이의 원인일 수 있는 것으로 나타났다. 19일 콜로라도 대학교 연구팀이 《발암(carcinogenesis)》에서 밝힌 새로운 연구 결과에 의하면 젖산이 암 발병과 암이 퍼지는 데 중요한 역할을 하는 것으로 나타났다. 젖산은 당이나 설탕이 에너지를 생성할 목적으로 작은 물질로 분해되는 화학적 과정 중 생성되는 부산물인데, 이번 연구 결과 암 전이에 있어서 젖산이 암세포 밖에 산성 환경을 조성하는 데 도움을 주어 결국 암세포가 퍼지게 하는 것으로 나타났다.

또한 대부분의 암세포에서 흔히 발견되는 전사인자들인 HIF-1, CMYC 그리고 p53이 젖산 조절 능력을 상실하게 하고 영구화시켜 체내 젖산이 쌓이게 하는 것으로 나타났다. 운동선수들이나 운동을 규칙적으로 열심히 하는 사람은 인체가 효과적으로 젖산을 에너지원으로 사용하도록 훈련되어 있어 젖산이 축적되지 않는다. 연구팀은 이번 연구 결과를 통해 규칙적으로 운동을 하는 것이 왜 암 발병 위험을 낮추는지 설명 가능해졌다고 밝혔다. 이어 '반면 정적인 생활 패턴을 가지고 식사 중 당분을 과도하게 섭취할 경우에는 젖산이 과도하게 쌓여 결국 암이 발병할 위험이 높아질 수 있다'고 강조했다. 또한 '추가 연구를 통해 체내 젖산이 축적되는 것을 막아 발병 위험을 낮출 수 있는 약물을 개발할 수 있기를 희망한다'고 밝혔다."(〈'젖산' 암 발병·전이 유발한다〉, 메디컬투데이, 2017년 3월 19일)

젖산 축적을 막아주는 물질은 이미 우리 곁에 있지만 이것들을 알지 못하고 인정하지 못하며 제대로 활용을 하지 못한다는 것이다. 이 물질들은 바로 비타민 C와 MSM, 콜라겐, 코큐텐, 글루타치온 등 수많은 각종 항산화제들이다.

암이 내 몸에서 발견되지 않은 지 5년이 지났지만 비타민 C 메가도스 요법을 한 이후에는 단 한 번도 심각하게 아파본 적이 없다. 암 전이 판정을 받았을 때 이미 나의 몸은 운동으로 인해 근육이 생기기 시작했고 여기에 비타민 C 요법이 추가되면서 그 효과는 엄청났다. 앞에서 이야기했듯이 담도 복원 수술을 하고 담즙 주머니를 내 몸에서 제거한 지 불과 25일이 지난 2016년 10월 29일 포항철강마라톤 10km를 57분에 완주했다. 2017년 1월 8일 추운 겨울날 전국새해 알몸마라톤 10km를 54분에 완주하고, 2017년 3월 25일 대구세계마스터즈실내육상경기대회 하프마라톤 21km에 출전해 1시간 56분에 완주했다. 지금 현재의 몸 상태는 점점 더 좋아지고 있다.

병원에서 생활할 때 나는 아침, 점심, 저녁 세 끼 식사 때마다 병실이 있는 5층에서 1층 식당까지 걸어서 오르내렸다. 대부분의 환우들이 엘리베이터를 이용했다. 처음에는 나를 따라 계단을 오르는 환우들이 있었지만 대부분 작심삼일 아니면 10일을 넘지 못했다.

계단을 오르는 사소한 노력이 가져오는 결과는 엄청나다. 우리는 선택의 여지가 없다. 죽느냐 사느냐 2가지 기로에 서 있다. 누가 손가락질을 하든, 비웃든 상관없다. 나는 살기 위해 오늘도 운동을 멈추지 않을 것이고, 내일도 운동을 멈추지 않을 것이다.

암 환우 여러분! 사람이 죽으면 영원히 움직일 수 없습니다. 지금 당장 자리를 털고 일어나 운동을 하길 바랍니다. 단, 운동을 하는 요령은 자신의 체력에 맞게 무리하지 않는 것이 아니라 무리를 하는 것입니다.

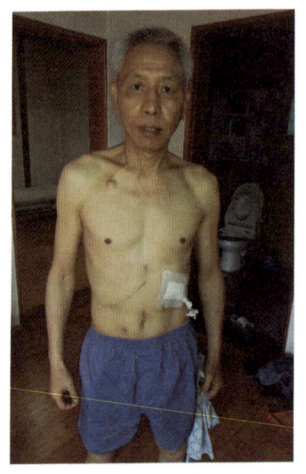

*2015. 6. 19

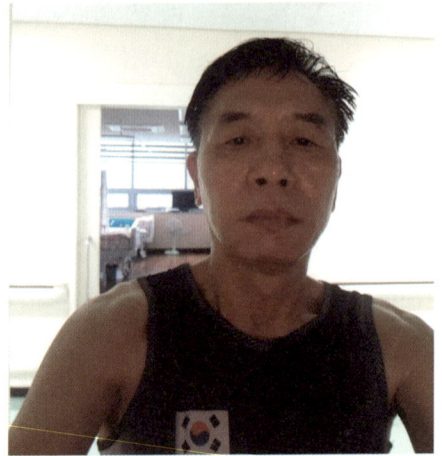

*2018. 9. 8

■ 요약 ■

1. 운동 시간은 짧지만 강하게 하라(단, 비타민 C와 MSM을 섭취하라).
2. 운동을 절대 건너뛸 수 없는 시간을 활용하라.
3. 땀을 흘려 몸속의 독소를 꾸준히 배출하고 근육을 강화하라.

03

암 환자는 못 먹어서 죽는다
(음식)

 암과의 싸움은 먹는 것에서부터 시작된다. 암 투병을 시작하는 환우들은 대부분 음식 문제로 심각한 고민에 빠져 보았거나 아니면 지금도 음식에 대한 고민을 해결하지 못하고 있다. 확실한 대안도 없이 인터넷에서 정보를 찾아보고 몸에 해롭다고 생각되는 음식은 아예 먹지 않는다.
 나 역시 마찬가지였다. 수술 직후 아이들은 인터넷을 검색해보고 암 치유에 좋다는 각종 음식을 준비하기 시작했다. 우선 밥부터 달라졌다. 흰쌀은 한 톨도 들어가지 않은 잡곡밥부터 시작된다. 수술 후 항암제 치료로 음식 냄새만 맡아도 구역질이 나는데 까칠한 잡곡밥까지 먹으려니 그야말로 고역이었다. 그다음은 각종 과일과 무공해 채소로 만든 즙을 권한다. 모든 음식은 소금과 조미료를 넣지 않고 만들어 맛이 없다.

또한 고기는 먹어야 되나, 말아야 하나? 모든 육류는 먹으면 안 되고 생선은 먹어도 되는가? 우유를 마시는 것이 좋을까? 완전 채식을 해야 한다, 밀가루와 설탕은 암이 좋아하는 것이니 절대 먹어서는 안 된다… 서로의 의견이 분분했다.

평소 67kg 나가던 몸무게는 55kg으로 줄어들었고 밥맛은 없고 확신 없는 식단에 고민이 많았다. 그런데 암을 극복한 사람들은 대부분 가리지 않고 식사를 잘 먹었다. 신진도 불꽃민박 주인아주머니도 아무 음식이나 잘 먹고도 췌장암을 극복했다. 이문굉 형님은 소장암과 혈액암(백혈병)을 거쳐, 간 전체가 암 덩어리로 뒤덮여 수술도 하지 못하고 32년 동안 암과 싸우는 과정에서 항암제 치료도 하지 않으면서도 모든 음식을 가리지 않고 잘 먹었다. 간혹 동네 마을회관에서 단체로 식사를 할 때면 동네 사람들이 놀랄 정도였다. 문굉 형님은 보통 사람들보다 훨씬 더 많이 더 잘 먹기 때문이었다. 함께 생활할 때 우리는 외식도 같이 하고 맛있는 찬거리를 만들어 먹었다. 형님은 음식을 전혀 가리지 않고 무엇이든 잘 먹는 것이 암을 이겨낸 비결이라 했다.

처음에는 나도 생식을 하려고 준비해 봤지만 내 몸 상태로 생식을 하기에는 무리라고 생각되었다. 문굉 형님이 음식을 가리지 않고 잘 먹으면서 32년째 건강하게 암을 이겨내고 정상적인 생활을 하는 것을 보고 무조건 잘 먹어야 산다는 확신을 가졌다.

막내 여동생도 유방암으로 수술과 항암제 치료, 방사선 치료를 받고 15년이 지난 지금은 일반인보다도 더 건강하게 생활하면서 학원까지 운영하고 있다. 동생도 음식을 가리지 않고 잘 먹는다. 올해 65세인데도 불구하고 암을 앓지 않은 사람들보다 훨씬 건강하다.

또 한 명의 기적의 사나이가 있다. 고향 친구 이승상이다. 그는 7년 전 나처럼 직장암 말기 판정을 받아 직장과 위의 70%를 제거하는 수술을 받았다. 이후 뇌출혈에 패혈증까지 찾아와 도저히 살 가망 없이 오랫동안 중환자실에서 생활했다.

항암제 치료를 계속하면서 결국 식사를 전혀 하지 못해 몸무게가 40kg까지 빠졌다. 항암제를 주사 대신 먹는 약으로 바꿨는데도 식사를 전혀 하지 못해 그마저도 중단했다. 그러다 경북대학교병원에 진료를 받으러 갔는데 의사 선생님이 시키는 대로 하지 않았다며 당신 같은 사람은 치료해줄 수가 없다고 해서 다음 진료 날짜와 검사 스케줄도 잡지 못하고 집으로 돌아왔다.

당시 가톨릭 신자였던 친구는 성모꽃마을에 찾아가 신부님의 강의를 듣고 기도하며 생활했는데 항암제 치료를 중단한 후 식욕이 조금씩 살아나 밥을 먹기 시작했다고 한다. 그러면서 몸무게도 회복됐는데, 7개월 정도 흐른 후 경북대학교병원 교수님이 친구의 상태가 궁금해 전화를 했다는 것이었다. 친구의 건강해진 목소리에 놀라며 검사를 해 보자고 해서 병원에 갔는데, 검사 결과 대부분 정상이고 암은 치유되었다고 한다. 그렇게 7년이 지난 지금 몸무게는 53kg으로 불어났고 암 완치 판정을 받아 아주 건강했다.

친구는 지금도 장루를 착용하고 생활하고 있다. 장루는 평생 착용해야 한다. 장루란 옆구리를 뚫어 변 주머니를 차고 변을 받아내는 기구이다. 그는 무엇 때문에 암이 완치되었는지 확실한 원인을 자신도 모른다고 한다. 어떤 치료도 하지 않고 가리는 것 없이 음식을 잘 먹었을 뿐이라는 것이었다. 심지어 10년 전부터는 일주일에 두 번 정도 소주를 마시고 있다고 했다.

이들 외에 그동안 내가 만나본 암을 극복한 사람들의 공통점은 거의 모두 아무 음식이나 잘 먹는다는 것이다.

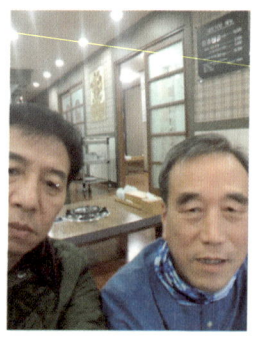

고향 친구 이승상과 함께

식이요법의 허와 실

나는 흔히 이야기하는 모범적인 식생활을 했지만 암이 재발되었다. 암 투병으로 몸 상태가 좋지 않았을 때는 차가운 음식이나 차가운 물은 먹고 싶어도 먹을 수가 없었고 매운 음식도 마찬가지였다.

해인리는 워낙 깊은 산골 마을이라 주변에 감이나 밤이 지천으로 떨어져 있어도 누구 하나 주워 가는 사람이 없었다. 등산을 하고 내려오는 길에 밤이나 감, 머루, 달래, 두릅, 고사리 등을 따거나 주워서 먹고, 고로쇠 물도 채취해 마시고, 산더덕, 능이버섯 등 좋다는 것은 닥치는 대로 구해 먹었다. 해인리에서는 오미자, 아로니아, 블루베리 농사를 많이 하기 때문에 이것도 빼먹지 않고 꾸준히 먹었다. 1년 동안 계속해서 채소, 과일, 미나리, 질경이 등을 넣어 해독 주스를 만들어 먹었다. 그러다 2016년 3월경 암이 대동맥 임파절과 간으로 전이되어 항암을 포기하고 대구 요양병원에 입원했다.

암이 재발한 데는 젖산에 대한 지식이 없어 무조건 운동만 열심히 한 탓도 있지만 음식과 영양소 부족이 컸던 것 같다. 입원을 하고 보니 대부분의 환우들이 음식에 대해 철저하게 나름의 규칙을 지키고 있었다. 단 음식은 아예 먹지 않고 찬물을 마시는 것은 엄두도 내지 않으며 실내 온도가 높아야 한다며 창문을 모두 꼭꼭 닫았다. 손목 발목이 시린 탓에 양말을 신고 밖에 나갈 때도 온몸을 감싸고 다닌다. 가끔 외식을 같이 하면 먹는 음식이 정해져 있다. 보신탕이나 오리고기, 꿩고기, 장어 등이다. 밀가루 음식은 대부분 아예 먹지 않는다.

이처럼 철저하게 식단 관리를 하는데도 대부분 암을 극복하지 못하는 것을 보고, 나는 식생활을 완전히 바꿔서 그동안 자제했던 음식들을 다 먹기로 했다.

비타민 C 주사는 대부분 오전에 맞는다. 주사를 투여할 때 오는 심한 갈증으로 생수를 2~3병 마시다 보면 배가 불러 밥을 먹을 수가 없다. 그래서 주사를 맞은 환우들과 함께 술술 잘 넘어가는 잔치국수를 먹으러 근처 시장에 가는 것이 일과 중 하나였다.

항암제 치료를 하는 동안 밥 한 술도 먹기 힘든 상황에서 이것저것 따질 때가 아니다. 만 4년 동안 수백 명의 환우들과 생활하면서 목격한 것은 대부분 마지막에는 아무것도 먹지 못해 죽는다는 사실이다. 암 때문이 아니라 못 먹어서 굶어 죽는다는 말이 사실인 셈이다.

나도 처음에는 매운 음식을 아예 입에도 대지 못했다. 사람들과 같이 식사하는 것 자체가 곤혹스러운 일이었다. 조금만 매운 음식이 들어가도 땀이 비 오듯 쏟아지고 다른 사람들 보기가 민망해서 가족이나 아주 친한 지인이 아니면 외식을 같이하기가 꺼려졌다. 점차 몸이 회복되면서 매운 음식도 먹을 수 있게 되자 식당에 가면 청양고추를 추가로 부탁하기도 했다. 내가 좋아하는 순댓국은 물론이고 포항, 마산, 동해안 곳곳으로 회를 먹으러 가기도 하고 거의 매일 한 끼 이상은 외식을 했다.

나와 같이 1년여를 생활한 환우는 밥은 거의 먹지 못했는데 이상하게도 밀가루 음식은 잘 먹었다. 환우와 함께 차를 타고 냉면, 국수, 짜장면을 먹으러 다녔다. 그와 함께한 외식 중 80%를 차지한 것이 밀가루 음식이었다.

많은 환우들이 나의 식생활이 어떤지 궁금해한다. 나는 병원 식사를 할 때는 100% 큰 그릇에 밥을 담아 비벼 먹는다. 밥맛이 없고 편식하는 버릇이 있기 때문이다. 반찬을 거의 다 넣고 고추장에 쓱쓱 비벼서

꾸역꾸역 어떻게든 한 그릇을 비운다. 내가 새벽 운동을 하는 것도 어찌 보면 아침 식사를 하기 위한 것일 수 있다. 병원 생활을 할 때 나를 따라 밥을 비벼 먹는 환우들이 많았다. 이렇게 아무것이나 먹는 것은 또 하나의 자신감이 있기 때문이다. 식사 후 복용하는 비타민 C와 MSM에 대한 믿음이었다.

나는 몸에서 받아주는 것은 무엇이든 먹어도 된다고 생각한다. 물론 곱창이나 아이스크림 등 해가 된다는 음식을 일부러 찾아서 먹을 필요는 없지만 무조건 거부할 필요도 없다. 우리 몸은 영양소를 골고루 필요로 한다. 탄수화물, 단백질, 지방, 칼슘, 무기질 등 여러 가지 영양소들이 암을 이겨내는 데 필요한 에너지를 만들어내고 정상 세포가 왕성하게 활동할 수 있도록 도와준다.

흔히 당분은 암세포가 좋아하는 음식이니 절대 먹으면 안 된다고 이야기한다. 이것을 절대적으로 신봉하는 사람들은 내가 당분을 섭취해도 된다고 하면 내 이야기를 끝까지 듣지도 않고 전화를 끊어버리곤 한다.

암세포뿐 아니라 정상 세포도 당분을 좋아한다. 내가 어릴 때는 어른들이 설탕물을 타 먹고 피곤함을 풀곤 했다. 당분은 에너지를 만들어내는 물질이다. 실제로 설탕물을 마셔 당분을 보충하면 기운이 나고 피곤이 풀린다. 등산을 할 때 힘들면 에너지 보충을 위해 초콜릿을 섭취한다. 또한 마라톤을 하는 사람들은 에너지바를 준비해서 뛰는 도중 영양을 보충한다.

이렇듯 당분은 피로 회복과 에너지를 만들어내는 중요한 물질이다.

기력과 면역력 없이 어떻게 암세포와 싸움을 하겠는가? 그런 당분을 섭취하지 않고 어떻게 에너지를 만들어내고 정상 세포가 건강해질 수 있겠는가? 에너지뿐만이 아니다. 고용량 비타민 C 섭취만이 우리 몸에 가장 필요한 콜라겐을 합성할 수 있는데 콜라겐 역시 당분에서 가장 많이 만들어진다.

비타민 C를 섭취하지 않고는 정상 콜라겐을 만들어낼 수도 없고, 비타민 C 없이는 불량 콜라겐이 만들어질 뿐이다.

시중에 나와 있는 콜라겐 제품을 먹어도 실제로 만들어지는 콜라겐은 5~10% 정도밖에 되지 않는다. 하지만 비타민 C를 같이 섭취했을 경우 10배 이상의 콜라겐을 만들어낼 수 있다.

비타민 C 정맥주사를 맞으면 비타민 C의 모양새가 포도당과 흡사해 막을 형성하고 있는 암세포가 포도당을 오인해 먹는데 그 양이 정상 세포의 12배나 된다고 한다. 물론 정상 세포도 비타민 C를 적은 양이지만 먹는다. 하지만 정상 세포는 비타민 C가 산화되면서 만들어내는 과산화수소를 물이나 산소로 만들어 해독해주는 카탈라아제라는 효소를 가지고 있기 때문에 전혀 손상을 입지 않지만 암세포는 카탈라아제가 거의 없고 정상 세포보다 12배나 많은 비타민 C를 흡수했기 때문에 산화 과정에서 만들어지는 과산화수소에 의해 치명적인 손상을 입는다.

암세포가 힘이 빠졌을 뿐 완전히 죽는 것은 아니고 종양의 크기가 줄어들지도 않는다. 하지만 딱딱하던 종양이 물렁해지는데 이때 암 환자들은 검진 결과 암세포가 오히려 커졌고 각종 수치가 안 좋아졌다고 걱정한다. 비타민 C는 가짜 당인데 검사 결과에서는 진짜 당으로 읽어내고 수치가 나쁘게 나오는 것이다. 하지만 실제로는 비타민 C를 흡수한 암세포가 점점 물렁해지면서 힘이 빠지는 것이고 어느 순간에 없어진다.

이때 힘이 빠진 암세포가 더 이상 활동을 하지 못하게 하려면 정상 세포가 콜라겐을 형성하여 피부 조직을 단단하게 하고 유해균은 유익균으로 바뀌어야 한다. 그러기 위해서는 많은 에너지와 콜라겐이 필요하다. 고용량 비타민 C와 MSM이 콜라겐을 만들어내고, 뼈를 튼튼하게 하고, 피를 맑게 해주며, 글루타치온을 만들어 글루코사미노글리칸, 히알루로니다아제, 자기 복제를 지속적으로 하는 암세포가 더 이상 활동하지 못하게 하여 암 재발을 막아주는 것이다.

이때 당분을 섭취하면 손상을 입은 암세포보다 손상을 전혀 입지 않고 오히려 비타민 C와 MSM 덕분에 천군만마를 얻은 정상 세포가 이를 흡수해 에너지를 만들고 콜라겐을 합성하기 때문에 더 이상 암세포의 공격을 받지 않는 것이다. 그래서 내가 항상 강조하는 것이 고용량 비타민 C와 MSM을 섭취하면서 어떤 음식이든 잘 먹으라고 하는 것이다.

먹는 것에 스트레스를 받지 말고 어떤 음식이든 잘 먹는 것이 좋다. 불량 음식이라도 적당하게 먹으면 문제없다. 판단은 각자의 몫이다. 못 먹어서 죽는 것보다는 일단 비타민 C와 MSM을 믿고 무엇이든 먹어야 한다. 내가 그랬고, 현재까지 아무 이상이 없다.

나의 몸에서 암세포가 없어진 후 생식으로 몸이 더 건강해질까 해서 8개월간 하루 한 끼 생식을 해보았다. 결과는 한마디로 실망이었다.

생식이 나쁘다는 뜻은 아니다. 하지만 수술과 항암제 치료, 방사선 치료로 면역력이 떨어지고 체중이 10~20kg씩 줄어들어 밥 한술 뜨기도 힘든 암 환자들에게는 맞지 않았다. 일단 어떤 음식이든 잘 먹어서 체중을 회복하고 기력을 찾아 암을 극복한 뒤 생식이든 식이요법이든 해야 한다.

나는 암이 발병한 지 6년이 지난 지금도 음식을 자유롭게 먹는다. 어떤 음식이든 독소와 염증, 통증을 잡아주고 콜라겐을 만든다. 비타민 C와 MSM을 믿기에 음식을 전혀 가리지 않는다. 그 효능이 어디까지인지 가늠할 수 없는 2가지를 감히 생명 그 자체라고 생각한다. 암이 없어진 나도 생식하기가 힘들었는데 항암제 치료를 하는 암 환자들에게는 더더욱 권하고 싶지 않다.

무엇이든 잘 먹는 것이 중요하다

병원에서 치료를 포기한 암 환자들이 나의 밴드나 카페를 찾아온다. 대부분의 환자들이 해독 주스를 겸한 채식 위주의 식단으로 몸 상태가 최악이고 기력이 전혀 없는 상태이다. 이들은 모두 채식 위주의 식단을 선택한 것을 후회했지만 이미 잃어버린 기력을 찾기란 쉽지가 않아 많은 환우들이 골든 타임을 놓치고 유명을 달리했다.

어떤 암은 붉은색 고기를 먹으면 안 되고, 어떤 암 환자는 우유를 먹으면 안 되고, 조미료가 들어간 음식은 암을 유발하니 무염식을 해야 한다는 등 잘못된 정보들이 난무하고 있다. 내가 직접 경험하고 나의 뒤를 이어 암을 극복하거나 재발, 전이 없이 생활하는 수백 명의 경험을 토대로 나의 음식관을 소개한다.

나는 어떤 음식이든 가리지 말고 먹기를 권한다. 국수류와 순댓국, 고기류를 마음껏 먹어도 된다. 심지어는 기름기 많은 곱창도 일부러 찾아서 먹지는 않더라도 간혹 먹을 기회가 있다면 사양할 필요는 없다.

나의 밴드에서 활동하는 최수정, 박정우, 수련, 장미정 등 거의 모두가 음식에서 자유스럽다. 이들 중 상당수는 시한부 판정을 받은 분들이지만 자유로운 식단으로 오히려 건강이 좋아져서 새로운 기적을 만들어가고 있다. 잘 먹고 기력이 있어야 암과도 싸울 수 있다. 기력이 없이는 암하고 싸워보지도 못하고 죽는다는 것을 명심해야 한다.

물론 좋은 음식과 나쁜 음식이 있는 것은 분명하다. 하지만 수술과 항암제 치료, 방사선 치료 후유증으로 당장 음식 냄새를 맡기도 힘들고 밥 한술 뜨기도 힘든 환자들은 생식이나 잡곡밥 등의 건강식으로는 체중을 늘리거나 기력을 찾을 수 없다. 음식 속에는 좋은 영양분이 들어 있기도 하지만 해가 되는 독소도 들어 있는 것이 사실이다. 하지만 우리 몸에 있는 수천 개의 효소가 섭취한 음식물을 단시간 내에 소화시켜 변으로 배출하는데, 고용량 비타민 C와 MSM을 섭취했을 때 이 효소가 더 빨리 음식물의 소화를 도와준다.

원자력 발전소에 비유해서 설명해 보자. 원자력 발전소에서 에너지를 만들고 나면 핵폐기물이 생기는데 이것을 제대로 관리하지 못하면 밖으로 흘러나와 후쿠시마 원전 사고처럼 방사능이 누출된다. 우리 몸도 마찬가지다. 음식물을 섭취하면 미토콘드리아에서 에너지를 만들어내는데, 이때 산소가 필요하다. 음식을 많이 먹을수록 더 많은 산소가 필요하고 더 많은 활성 산소가 만들어진다. 미토콘드리아에서 에너지를 만들고 생기는 폐기물이 활성 산소이다.

배출되지 않은 활성 산소가 혈관을 타고 돌아다니면서 당뇨, 관절염, 치매, 아토피, 암 등 각종 질병을 일으킨다. 활성 산소가 가득한 몸은 암세포가 활동하기 좋은 환경이다. 정상 세포나 유익균은 살기가 어려워지고 오히려 유해균이 활개를 치며 우리 몸을 망가뜨리는 것이다.

하지만 고용량 비타민 C와 MSM을 식후나 식사 중 섭취하면 어떤 음식을 먹어도 걱정할 필요 없다. 음식에 들어 있는 독소와 염증은 물론 통증까지 잡아주기 때문이다. 몸속으로 들어온 음식물을 발효시켜 에너지를 만들어내면서 발생하는 활성 산소를 몸 밖으로 내보내는 역할도 한다. 비타민 C 메가도스 요법으로 치료해본 많은 분들이 경험했을 것이다. 고용량 비타민 C를 섭취하면 처음에는 설사가 나오는데 며칠 지나면 몸속에 효소가 생겨 더 이상 설사가 나오지 않는다.

활성 산소를 배출하지 못하는 이유는 크게 2가지다. 하나는 암 종양으로 인한 것이고, 또 하나는 배변 활동이 원활하지 않아 직장과 대장이 변으로 막혀 있기 때문이다. 고용량 비타민 C가 배변 활동을 원만하게 해주어 비워진 대장과 직장으로 유해 산소(방귀)가 하루 종일 배출된다.

고용량 비타민 C와 MSM을 섭취하는 환우들 중에는 활성 산소(방귀) 때문에 섭취를 꺼리는 경우도 있다. 처음에는 방귀 냄새도 지독하지만 시간이 흐르면 냄새가 거의 나지 않고, 노랗고 굵은 변이 나오면서 체질이 바뀌기 시작한다. 정상 세포가 건강해지고 유익균은 많아지니 상대적으로 암세포나 유해균은 힘을 못 쓰게 되는 것이다.

암세포가 좋아하는 음식을 먹지 말고 암세포를 굶겨 죽여야 한다는 이론을 펼치는 사람들이 있는데 암세포는 절대 굶어 죽지 않는다. 정상 세포보다 12배나 왕성한 암세포가 굶어 죽기 전에 정상 세포가 먼저 죽고 그다음은 환자가 죽는다. 따라서 환자가 죽기 전에 암세포가 굶어 죽는 일은 절대 없다.

항암제나 방사선 치료로도 암을 없애지 못하는데 음식으로 암을 이겨낼 수 있다고 하면 말도 안 되는 소리라고 하는 이들이 많다. 하지만 좋은 음식을 잘 먹을 수 있으면 치료에 도움이 된다는 데 이의를 제기할 사람은 없을 것이다.

■ 요약 ■

1. 모든 음식을 자유롭게 먹고 기력을 회복한다.
2. 맛없는 음식보다는 조미료가 들어가도 괜찮으니 맛있게 조리해서 먹는다.
3. 저염식보다는 오히려 간을 한 음식을 선택한다.
4. 식사 도중이나 식사 직후 분말 MSM과 비타민 C를 꼭 섭취한다.
5. 암을 고치고 난 후 음식으로 건강을 유지하는 것은 좋으나 항암제 치료 등으로 체중이 빠져 기력이 없는 상태에서는 음식의 종류를 가리기보다 우선 잘 먹고 체력을 길러야 한다.

04

비타민 C는
어떻게 암을 치유하는가

2015년 1월 20일 수술 이후 나름대로 암에 좋다는 음식을 많이 섭취하고 매일 1,176m 고지의 삼도봉을 등산하며 꾸준히 운동했다. 국기봉을 거쳐 민주지산까지 왕복하기도 하고, 어떤 때는 삼도봉을 지나 우두령(10km)으로 내려오기도 했다. 수술 후 체력이 좋지 않은 상태였기에 등산 도중 쥐가 날 때도 많았다. 힘이 없어 도저히 걸을 수 없으면 돗자리를 깔고 잠시 누워서 쉬었다 다시 걷기를 반복했다. 어쩌다 큰아이가 서울에서 내려오면 아예 도시락을 싸서 종일 등산을 하기도 했다. 하산하다가 녹초가 되어 도로에 쓰러져 누워 있으면 큰아이가 나를 데리러 왔다.

동네 사람들은 처음에 내가 환자인 줄 몰랐다. 매일 등산해서 노부부에게 약수를 가져다주는 내가 투병 중이란 사실이 알려지면서 농사지은 각종 채소, 고로쇠 물, 간에 좋다는 인진쑥, 오미자, 아로니아, 블루베리 등 그야말로 몸에 좋은 것들을 아낌없이 가져다주었다.

항암제 치료를 6회 했고, 1년이란 시간 동안 치열하게 투병했다. 하지만 암은 대동맥 임파절과 간으로 재발되었다. 항암제 치료 후유증으로 어깨가 아프고 콧물은 쉴 새 없이 나오고 손발은 저리고 시리고 운동을 해도 근육은 생기지 않고 그야말로 만신창이였다.

나는 이때까지만 해도 건강 보조 식품에 지극히 부정적인 시각을 가지고 있었다. 텔레비전에서 아로나민이나 센트룸 광고를 보면서 하루 한두 알로 무슨 건강이 지켜지겠나, 밥만 잘 먹고 운동만 열심히 하면 모든 병은 이겨내겠지 하고 생각했다. 하지만 참담하게도 암이 전이되었으니 지금까지 고집해온 방식을 바꿀 수밖에 없었다.

이제는 부정적으로 생각했던 건강 보조 식품으로 눈을 돌리지 않을 수가 없었다. 그렇게 비타민 C와 MSM을 운명적으로 만나게 되었다. 다른 선택의 여지가 없었다. 전이된 이후 내가 목숨을 걸고 선택한 치료 방법은 비타민 C 울트라파인파우더와 Opti MSM 섭취, 그리고 고용량 비타민 C 정맥주사, 고주파 치료였다. 비타민 C와 MSM은 집에서 섭취하면 되지만 비타민 C 정맥주사와 고주파 치료는 병원에서 해야 하기 때문에 인터넷 검색을 통해 알아본 후 4년 이상 내가 입원해 있던 대구 팔공산에 위치한 요양병원에 입원했다.

그렇게 시작된 면역치료 4개월 후 서울대병원에서 검사한 결과 전이된 암이 흔적도 없이 사라졌다. 덕분에 평생 차고 다녀야 한다던 담즙 배액관을 떼어내고 담도 복원 수술도 하게 되었다. 암을 포함한 모든 병과의 전쟁을 끝내고 이러한 기적을 가져다준 비타민 C와 MSM은 도대체 어떤 물질일까?

비타민 C의 효능을 검증하다

나는 먼저 비타민 C 치료의 역사를 살펴보았다. 우리나라에 비타민 C 치료법을 소개한 하병근 박사의 책부터 찾아 읽었다. 그는 어린 시절부터 난치병으로 수없이 병원을 드나들다가 급기야 자신의 병을 고치기 위해 의학을 공부하기에 이르렀다. 미국에서 의사로 활동을 하면서도 그는 현대 의학으로는 자신의 병을 고칠 수 없다는 것을 알게 되었다. 그러나 실의에 빠지지 않고 치료법을 찾기 위해 매진하던 중 발견한 것이 바로 비타민 C 요법이다.

하병근 박사에게 영감을 준 것은 비타민 C의 아버지라 불리며 노벨상(평화상, 화학상)을 두 번이나 수상한 시대의 석학 라이너스 폴링 박사였다. 그는 비타민 C 치료법이 인류의 건강을 지킬 수 있다는 믿음으로 주류 의학과 전쟁을 벌이면서 1970년대 미국에서 비타민 C 열풍을 일으켰다.

나는 폴링 박사를 인도한 의학 연구자 어윈 스톤의 책과 비타민 C를 발견해서 최초로 분리해내고 노벨 생리의학상을 수상한 알베르트 센트죄르지의 연구 업적까지 살펴보았다. 그 외에도 비타민 C를 연구한 유럽의 수많은 의사들의 임상 실험 결과를 접하며 인간을 지탱하는 필수 물질인 비타민 C의 놀라운 치유 효과에 대한 신념을 키워나갔다.

나는 말기 암 환자로서 암을 훌륭하게 극복했다. 의사가 아닌 환자의 시각으로 비타민C의 세계를 바라보니 더 많은 것을 발견할 수 있었다. 또한 많은 의사들과 학자들이 비타민 C로 암을 고칠 수 있는 가능성을 확인했지만 암의 재발을 막지는 못하고 있다는 사실을 알게 되었다.

실제로 국내에서 비타민 C를 긍정적으로 생각하고 치료에 적극적으로 활용하는 사람들도 암의 재발을 막지 못해 부정적인 시각과 고민에 빠져 있다. 비타민 C 주사를 맞고 비타민 C와 MSM을 섭취한다고 해서 모두 비타민 C 메가도스 요법이 아니다. 방법에도 많은 차이가 있으며 잘못된 방식을 사용해 많은 희생자가 나온 것도 사실이다.

이후 잘못된 비타민 C 메가도스 요법을 수정해나가면서 오늘에 이르게 되었지만 아직도 많은 함정이 도사리고 있다. 이런 문제는 환자가 아니면 찾아내기 어렵다는 것을 나는 잘 알고 있다.

나는 비타민 C 메가도스 요법을 하고 있는 수천 명의 환자들의 성공과 실패를 목격했다. 실패한 환자들과 직접 소통하면서 그들의 상태와 방법 등을 분석하고 원인을 찾아냈다. 비타민 C 메가도스 요법에 성공한 환자들의 사례도 분석했다. 언젠가는 잘못된 것들이 바로잡히기를 간절히 바랄 뿐이다.

2017년 1월 24일 서울대병원에서 검사한 결과 암이 사라졌다. 나의 주치의는 모든 기능이 양호하지만 암 발병 후 5년이 지나지 않아 완치 판정은 내릴 수 없다고 했다. 하지만 완치나 다름없으니 6개월 후에 다시 검사하자고 했다.

나는 이제 검사 자체가 아무 의미 없다는 것을 알고 있다. 결과가 좋든 나쁘든 병원에서 나에게 해줄 수 있는 것은 없다. 나를 추스를 사람은 나 자신밖에 없다. 나는 예약해 놓은 검사도 취소하고 더 이상 병원에 가지 않았다. 다음은 내가 병원에서 받은 마지막 판독지 결과이다.

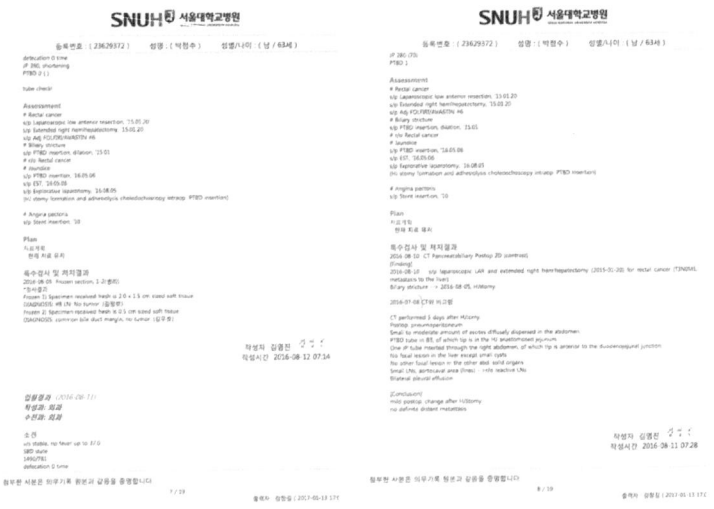

비타민 C, 암 극복의 비밀

1971년 닉슨 대통령은 국가 암 퇴치법에 서명하고 막대한 자본과 인력을 암 연구에 투입하기 시작했다. 매년 14억 달러가 넘는 돈을 투자하며 1976년까지 암 정복을 위한 가시적 성과를 내겠다는 계획이었지만 결국은 패배하고 말았다. 이후 50년이 지났지만 암 정복은 고사하고 해마다 암 환자가 증가하고 있다.

의학은 왜 암을 정복하지 못했을까? 하병근 박사의 글에 따르면 의학이 암을 바라보는 시각이 극히 편협했다고 표현한다. 암과의 전쟁을 암세포와의 전쟁만으로 생각하고 끊임없이 암세포 속으로 들어가 어디를 치면 암세포를 죽일 수 있을지만 생각했던 것이다.

사람이 왜 암이나 각종 병에 걸리는지 원인을 분석하지 않고, 암세포가 어떻게 해서 그토록 자기 복제를 하고 제한 없이 자라는지에 대한 물음은 접어둔 채 그저 암세포를 강제로 죽이는 데만 집중했다. 이런 치료 방법으로는 암세포를 죽일 수 없으며 오히려 바이러스나 세균이 침범하는 것을 막아주는 정상 세포를 죽일 뿐이다. 결국 환자의 면역력을 떨어뜨리는데, 적을 죽이는 게 아니라 아군을 죽이는 부작용을 초래하는 것이다. 다음은 하병근 박사의 《비타민 C 면역의 비밀》에 나오는 내용이다.

"유안 키메론은 암세포들이 정상 조직들을 허물고 끝없이 자라나갈 수 있는 것은 암세포 스스로 주위 조직을 녹이는 효소들을 만들어내 인체의 방어벽을 허물어버리기 때문이라는 이론을 제기하고 이 효소들을 억제할 수 있는 물질을 찾고 있었다. 폴링이 카메론의 새로운 이론을 접하고는 암 환자들의 말기 증상이 괴혈병 증상과 유사하고 암 환자들의 체내에 비타민 C가 크게 줄어들어 있는 것을 보면 암세포들이 콜라겐을 분해하는 효소를 만들어낼 가능성이 있고 이때 비타민 C를 통해 콜라겐 합성을 정상화하면 암을 억제할 수 있을 것이라는 생각을 카메론에게 전했고, 비타민 C를 말기 암 환자들에게 투여하기 시작했다.

하루 10g의 비타민 C를 말기 암 환자들에게 시럽 형태로 복용시키자 첫 변화로 통증이 줄어들기 시작했다. 모르핀에 의존하던 환자들이 모르핀 없이 생활할 수 있게 되었고 여러 증상들도 확연히 줄어들었다. 이때 폴링은 현대 과학이 요구하는 통계치를 만들기 위해 카메론에게 비타민 C를 투여하는 환자군과 가짜 약을 투여하는 환자군으로 나눠 비타민 C의 효과를 재어보자고 제안했다. 그러나 카메론은 증상의 개선이 눈에 보이는데 자신의 환자들에게 가짜 약을 먹일 수는 없다며 이를 거부했다.

이러한 카메론의 휴머니즘은 아이러니하게도 훗날 두고두고 주류 의학의 비판을 받는 계기가 되었다. 정상 세포들은 세포분열을 통해 자라나다가도 울타리에 이르면 성장을 멈춘다. 자기 집과 자기 뜰 밖으로는 넘어서지 않는다. 하지만 암세포는 미친 듯이 자라나고 높이 솟은 울타리도 무너뜨리며 옆집을 침범한다. 그리고 거기 사는 세포들을 내쫓은 뒤에 다음 집으로 건너간다. 이것이 암세포의 전이 과정이다. 카메론과 폴링의 생각은 이러한 울타리를 튼튼하게 지키면 암세포가 넘어서지 못한다는 것이었다."

암 환자를 비타민 C 정맥주사로 치료한 휴 리오단 박사는 비타민 C에는 암 환자를 가려 사살하는 저격수의 모습도 함께 있다고 말했다. 지금 당장 기존 치료법을 비타민 C로 바꾸라는 이야기를 하지는 않겠다. 하지만 무기력하게 움직여온 지난날을 돌아본다면 비타민 C에는 암 환자들의 투병을 도와줄 충분한 논리적 근거가 있음을 발견할 수 있을 것이다. 비타민 C는 항암제다.

하병근 박사의 글에서 보았듯이 아무리 세월이 흘러도 주류 의학의 생각이 바뀌지 않고서는 암을 치료할 수 없다. 암뿐만 아니라 당뇨, 고혈압, 관절염, 손발톱 무좀, 아토피, 치매, 심혈관 질환 등 수많은 질병들을 치료할 수 없을 것이다. 나도 처음에는 주류 의학에 매달려 치료를 하다가 만신창이가 되었다. 죽음 직전에 가서야 실낱같은 희망으로 5대 요법에 매달려 사투를 벌인 끝에 누구도 믿기 어려운 결과를 만들어냈다.

암세포는 글루코사미노글리칸과 히알루로니다아제, 그리고 콜라겐을 파괴하는 효소를 만들어낸다. 이들의 활동을 막을 수 있는 물질은 비타민 C에서 만들어지는 아스코르빈산과 콜라겐, 그리고 글루타치온 등의 항산화제이다. 하지만 이 물질들의 용량이 적을 때는 강력한 암세포의 공격을 막을 수 없다. 지금까지 내 경험으로 보면 비타민 C의 용량 부족이 암을 치유하지 못하거나 암의 재발로 이어진다는 것을 알 수 있다.

비타민 C의 암 치료 효과에 대해 그동안 많은 연구들이 있었다. 비타민 C 치료의 대표 주자격인 리오단 암 센터는 비타민 C가 암 치료에 직접적인 영향을 미친다고 발표했다. 리오단 암 센터는 임상 결과 비타민 C를 30g 이상 정맥주사로 주입했을 때는 암세포를 공격하는 항암제 역할도 한다고 주장했다.

여러 임상 결과에 의하면 비타민 C가 암세포를 공격하는 원리는 비타민 C가 산화되면서 만들어 내는 과산화수소가 암세포 조직을 손상시킨다는 것이다. 이때 정상 세포는 비타민 C가 산화되면서 만들어내는 과산화수소를 물이나 산소로 해독해줄 수 있는 카탈라아제라는 효소제를 갖고 있어 전혀 손상을 입지 않는다. 하지만 암세포는 카탈라아제라는 효소가 거의 없어 비타민 C가 산화되면서 만들어내는 과산화수소에 의해 사멸되는 것이다.

이를 증명하는 또 다른 연구는 미국 아이오와 대학교 개리 뷰트너(Garry Buettner)에 의해 이루어졌다. 개리 뷰트너의 연구진은 간암과 췌장암 환자를 대상으로 진행한 예비 임상 실험에서 표준 항암 치료제와 함께 비타민 C 정맥주사를 병행한 결과 환자의 전반적인 상태가 개선되었고 내약성에도 문제없었다고 밝혔다. 현재 항암제 치료에 사용되는 방법은 고용량 비타민 C 주사요법으로 하루 권장 섭취량보다 100~200배 이상의 많은 양을 정맥주사로 혈관에 직접 투여하는 것이다.

고농도 비타민 C를 투여하면 몸에 무리가 되지 않을지 걱정하는 사람들이 많다. 사실 농도가 높다 보니 주사를 맞는 동안 혈관 내 삼투압 현상으로 인해 입이 마르는 증상을 호소하거나 혈관통, 주사 후 울렁거림 등을 호소하는 경우가 종종 있다.

나 역시 이러한 현상을 많이 느껴 주사를 맞을 때는 항상 물을 많이 마셨다. 하지만 비타민 C는 수용성으로 몸에 쌓이지 않고 5~6시간 정도 지나면 모두 몸 밖으로 배출되기 때문에 큰 부작용은 걱정하지 않아도 된다. 내가 고용량 비타민 C 주사를 맞은 지 5년이 지나고 그동안 수많은 환우들을 봐왔지만 심각한 부작용은 단 한 건도 확인되지 않았다. 간혹 심장이 두근거려 주사를 못 맞겠다고 하는 환자도 있었고, 너무 진해서 구토를 일으킨 환자도 있었다. 이러한 것들은 병원에서 잘못 섞은 탓이지 비타민 C의 부작용은 아니다.

비타민 C는 소변으로 다 배출된다?

처음 비타민 C 요법을 시작하는 사람들에게 종종 받는 질문이 소변으로 다 배출되지 않느냐는 것이었다. 그에 대한 대답은 다음과 같다.

"내가 나를 대상으로 직접 체크해봤다. 내가 하루에 비타민 C 10,000mg을 먹으면, 소변으로 1,500mg이 배출됐다. 내가 먹은 비타민 C는 그저 낭비되지 않았다. 그것은 요로 감염 방지에 도움이 되었다."(라이너스 폴링)

하병근 박사는 《비타민 C, 면역의 비밀》에서 이렇게 설명한다.

"많은 사람들을 대상으로 한 임상 실험에서 단 한 번도 비타민 C의 독성이 나타나지 않았건만 비타민 C 비판가들은 오랫동안 그런 이야기들을 반복하고 있다. 자신들의 논리를 뒷받침할 임상 자료들이 없다는 사실을 느낀 이후로는 이제 인체는 하루 200mg 정도의 비타민 C만 있으면 충분하고 그보다 많은 양이 몸속에 들어가면 모두 소변으로 배설된다고 이야기한다.

고용량 비타민 C 복용은 쓸데없는 짓이고 200mg의 비타민 C 복용만으로도 혈액 속의 비타민 C 농도가 최고점에 도달해 그보다 많은 양은 소변으로 나가기 때문에 비싼 오줌을 누게 된다는 이야기다. 이런 이야기는 전혀 근거 없는 이야기이다.

이들의 논리에는 건강한 사람에 비해 만성 질환에 빠져 있거나 유해 환경에 처해 있는 사람들은 비타민 C 필요량이 크게 증가한다는 상대적 용량 개념이 들어 있지 않다. 건강한 자원자들에게 비타민 C를 주고서 농도를 측정하는 지극히 단순한 실험으로 자신들의 논리를 세우려 하고 있는 것이다.

이들은 소변으로 배출되는 비타민 C가 그냥 아무 일도 하지 않고 버려지는 것으로 생각하고 있다. 혈액 속에서 온전한 형태 그대로 소변으로 나가는 비타민 C는 방광염을 예방하고 방광암 발생을 막아준다. 비뇨기 계통을 보호해주는 것이다. 내가 일했던 실험실은 쥐들에게 척수 손상을 주고 여러 가지 치료법을 통해 쥐들이 척수 손상으로부터 얼마만큼 호전되는지를 살펴보는 곳이었다. 손상도 쥐들의 상처를 측정하는 것은 전 세계 공통의 기준을 마련했을 정도로 이 분야에서는 권위 있는 실험실이었다.

혈중 농도를 넘어서는 비타민 C가 위 점막을 통해 위장으로 분비되면 위염과 위궤양, 나아가서는 위암의 원인이 될 수 있는 '헬리코박터 파일로리'라는 세균을 섬멸하는 데도 일조한다. 혈중 농도가 더 이상 오르지 않는다고 해서 고용량 비타민 C가 필요 없다는 얘기는 비타민 C 이야기를 조금만 깊이 있게 들여다보아도 옳지 못한 이야기라는 것을 알 수 있다."

다음은 라이너스 폴링이 임상 실험에 대한 이의를 제기한 내용이다.

"카메론의 환자들은 고용량 비타민 C를 복용하기 시작한 날부터 세상을 떠나던 날까지 그중 살아 있는 사람들은 지금까지 계속 비타민 C를 복용하고 있다. 이들 중 일부는 지금까지 12년째 살고 있다. 반면에 메이요클리닉의 환자들은 고용량 비타민 C를 전체 표본의 중간값인 2개월 반 정도밖에 안 되는 아주 짧은 기간만 복용했다. 더구나 메이요클리닉의 환자들 가운데 비타민 C를 복용하고 있던 기간 중에 사망한 사람은 한 명도 없다. 사망한 사람들은 모두 비타민 C 복용을 중단한 이후에 나타났다."

나도 직접 경험한 것을 토대로 수차에 거쳐 강조했다. 인간이 병에 걸리는 원인은 필요한 영양소가 부족할 때 미토콘드리아의 오작동이 일어나기 때문이다.

미토콘드리아의 오작동을 막으려면 필요한 영양소를 충분히 보충해주어야 하는데 그 주인공이 비타민 C와 글루타치온이다. 부족한 영양소를 채워주는 방법만이 각종 불치병과 암을 치유할 수 있다. 인간이 자체적으로 만들어내지 못하고 수용성이라 몸속에 저장되지 않기 때문에 생명이 끝날 때까지 고용량의 비타민 C를 계속 보충해야 건강을 유지할 수 있다.

천연 비타민 C의 함정

아직까지도 천연 식물성 비타민 C와 MSM을 내세우는 마케팅이 소비자들을 혼란스럽게 한다. 나 역시 이러한 질문을 많이 받았다. 하병근 박사의 글이나 여러 학자들의 책을 읽고 알게 된 사실은 천연 비타민 C는 마케팅이 만들어낸 허구일 뿐이라는 것이다. 실제로 한 방송에서 천연 비타민 C(레몬즙)와 합성 비타민 C를 가지고 실험했다. 비타민 C와 요오드 용액을 섞어서 반응을 테스트하는 것이었다. 비타민 C의 함량이 높을수록 요오드 용액이 투명해지는 원리를 이용한 것이다. 실제로 레몬즙을 넣었을 경우 변화가 거의 없고 비타민 C 알약 한 알을 넣었을 때 요오드 용액이 투명해졌다. 레몬즙보다 합성 비타민 C의 함량이 확연히 높다는 것을 보여주었다.

다음은 하병근 박사의 《비타민 C, 항노화의 비밀》에 나오는 내용이다.

"지구상에 현존하는 식물들 중에 비타민 C 함량이 가장 높은 것은 호주에서 수확되는 빌리코트다. 터미날리아 페르디난디아나라는 본명을 가지고 있고 여러 가지 다양한 이름으로 불리기도 하는 이 과일은 중량의 3.2%에 해당하는 양의 비타민 C를 함유하고 있는 것으로 유명하다. 이후 열매들 중에 비타민 C의 함량이 중량의 5%에 달하는 것들도 발견된다고 알려졌고, 비타민 C와 더불어 엽산과 항산화제들의 함량도 높다는 사실이 알려졌다. 호주 원주민들이 수만 년간 식용으로 사용해 온 빌리코트는 높은 비타민 C와 항산화제 함량 때문에 화장품의 원료로 많이 쓰였는데 이제는 이를 건강보충제의 원료로 만들어가고 있기도 하다.

오렌지가 100g당 함유하고 있는 비타민 C의 양이 50mg에 불과하다는 사실을 보더라도 이들의 비타민 C 함량은 대단히 높은 것이다. 하지만 이 과일 열매들만으로 비타민 C 정제를 만들어낼 수는 없다. 아무리 이들을 잘 가공 처리한다 해도 최대 비타민 C 함유량이 1g당 200mg을 넘어서지 못한다. 따라서 과일 열매로 만든 순수 비타민 C라고 광고하는 대부분의 천연 비타민 C들은 비타민 C 제조사들이 로

즈힙이나 아세로라 열매를 합성 비타민 C와 섞어서 만들어낸 것이라고 봐도 무방하다.

늘 강조하는 말이지만 합성 비타민 C와 과일 열매에 존재하는 비타민 C의 작용에는 차이가 없다. 다만 로즈힙이나 아세로라 열매에는 비타민 C의 흡수율을 증가시키고 약리 작용을 돕는 바이오플라보나이드라는 물질을 비롯한 여러 가지 이로운 영양소가 함께 있기 때문에 사람 몸에 더 좋다는 논리가 스며져 나오는 것이다. 하지만 문제는 이러한 과일 열매를 5% 정도 섞어놓고 천연 비타민 C라고 둘러대는 상술에 있다. 이러한 제제들은 과일 열매들의 함량이 너무 적어서 비타민 C 작용의 상승을 기대하기가 힘들다.

그리고 이러한 나무 열매만으로 비타민 C 1g의 정제를 만든다면 그 크기가 너무 커서 사람이 삼키지도 못한다. 결국 천연 비타민 C라는 것은 '눈 가리고 아웅' 하는 식의 상술이고 최대 이윤의 추구라는 기업 모토가 드라이브를 걸어 만들어낸 하나의 작품일 뿐이다."

우리 몸에 생긴 병을 치유할 정도의 비타민 C를 자연에서 섭취한다는 것은 불가능한 일이다. 현재 모든 진료실이나 실험실에서 사용되는 비타민 C 역시 합성 비타민이며 나 또한 굳이 천연 비타민을 찾지 않고 합성 비타민을 섭취해서 암을 이겨냈으니 나 자신이 증거인 셈이다. 다만 시중에 판매되는 중국산 제품은 당연히 제외해야 하고, 영국 DSM사에서 만든 분말 제품을 섭취해야 한다.

기적의 물질 MSM

내가 경험한 또 하나의 기적적인 물질은 MSM이다. MSM은 메틸설포닐메탄(Methyl Sulfonyl Methane)의 줄임말이고, 우리말로 식물성 식이유황이다. MSM은 1963년 미국의 스탠리 제이콥 박사가 관절통을 완화한다는 발표를 하면서 주목받기 시작했다. 유황은 미네랄의 일종으로 우리 몸에 중요한 원소이다. 칼슘과 인 다음으로 미네랄이 많다. 유황이 부족하면 피부와 머리카락, 손톱이 윤기가 없고 약해진다. 또한 관절과 근육 손상 시 회복 능력이 저하되고 세포의 유연성이 떨어져 주름이 생기는 원인이 되기도 한다.

또한 신생 세포 형성에 중요한 역할을 하는 MSM은 세포막에 탄력성을 주어 세포에 산소와 영양을 공급하고 독성 물질을 배출하는 기능을 한다. 세계적인 영양학자 칼 파이퍼 박사는 "20세기가 비타민의 시대였다면 21세기는 MSM의 시대가 될 것이다"라고 했다.

• MSM의 효과 •

1. 통증 완화
2. 염증을 삭히는 작용
3. 물질을 운반하는 성질이 강해 피부 및 세포막 깊숙이 투과되어 세포 재생
4. 혈관을 팽창시키고 콜레스테롤과 어혈을 제거하며 지방을 분해해 피의 흐름을 증강하는 작용
5. 장의 연동 운동을 회복해 변비에 효과

6. 미네랄의 흡수를 돕고, 뼈와 골수를 충만하게 하여 골다공증에 효과
7. 결체 조직을 이루는 성분인 콜라겐의 교차 결합 과정을 변화시켜 흉터 조직을 감소

    MSM을 비타민 C와 같이 섭취했을 때 효과가 극대화된다는 것을 나의 경험으로 입증했다. 나는 오른쪽 엄지발톱에 아주 심한 무좀이 있어서 어디를 가든 창피해서 양말을 벗지 않았다. 발톱이 굵어 손톱깎이로도 깎을 수 없어 발톱을 갈아낼 정도였다. 6개월 동안 병원에 다니며 약을 복용하고 연고도 발라보았지만 아무 효과가 없었던 발톱 무좀이 MSM 섭취 1년이 지나자 깨끗이 나았다. 거의 정상인데 발톱이 딱딱해져 흉터만 조금 남아 있다.
    뿐만 아니라 무릎이 아프고 허리와 목 디스크가 있었고 무엇보다 왼쪽 발목 아킬레스건이 완전 절단되어 봉합 수술을 받은 상태였다. 더구나 폐기종으로 호흡이 곤란하고 협심증으로 스텐스를 혈관에 심어놓아 뛴다는 것은 상상도 할 수 없었다. 하지만 나이도 많은 말기 암 환자인 내가 42.195km 마라톤 풀코스를 완주했다. 그것도 만만치 않은 기록으로 말이다. 이것은 분명 비타민 C와 MSM 덕분이다. MSM이 관절에 좋다는 것은 복용해본 사람이라면 분명 느낄 것이다. 손발톱이 윤기가 나고 단단해지는 것은 물론 뼈가 튼튼해져서 뛸 수 있었다. 종합해 보면 모든 관절이 튼튼해졌으며 원상복구가 절대 불가능하다고 알려진 연골이 재생된 것이라고밖에 설명할 수 없다.

MSM이 암 환자에게 가장 중요하고 큰 기능을 하는 것은 해독 작용이다. MSM과 글루타치온이 깊은 연관이 있는데 MSM이 글루타치온 생성을 80% 증가시킨다는 실험 결과가 있다. 쥐를 이용한 실험에서 100ml의 물에 80mg의 MSM을 타서 먹인 결과 간에서 글루타치온이 78% 증가되어 간의 손상을 막아주었다.

또한 국내 연구팀에서 동물 실험을 한 결과 MSM이 유방암 세포의 생존을 감소시켰다고 한다. MSM이 종양의 발현, 진행 전이와 관련된 DNA 결합 능력을 줄였으므로 모든 종류의 유방암 치료에 시도해볼 만하다고 강력히 추천하고 있다.

하지만 유황에는 독소(비소,나트륨, 납) 성분이 많아 바로 먹기에는 위험하다고 알려져 있다. 오리에게 유황을 먹여 간접 섭취를 하는데 이를 유황오리라고 한다. 또한 유황 온천을 통해 피부병을 치유하기도 했다. 지금은 독소를 99.9% 순도로 정제하여 안전하게 먹을 수 있다.

동물용과 식물용 MSM은 정제가 덜 된 제품이다. 가격도 저렴한데 육안으로는 확인할 수 없고 몇 개월 섭취해야 나타나니 확실히 검증된 제품을 섭취해야 한다.

MSM은 자연계에 존재하는 물질이긴 하지만 그 양이 미미하고 전 세계적으로 벌목이 금지되면서 식물성 MSM은 없다고 봐도 무방하다. 물론 아직도 순수 식물성이라고 광고하는 제품이 있지만 탄소 측정을 해보면 합성임을 알 수 있다. 시중에 유통되는 제품은 화학적으로 합성한 것이니 식물성 제품을 찾을 필요가 없다.

정맥주사와 경구용 비타민 C의 역할

비타민 C 정맥주사와 비타민 C, MSM 복용은 그 역할이 따로 있다. 비타민 C 정맥주사는 암세포를 직접 공격하고, 비타민 C와 MSM은 우리 몸속에 꼭 필요한 영양분을 보충하는 역할을 한다. 비타민 C와 MSM을 식후에 복용하면 우리 몸속에서 음식물이 만들어내는 나미스트라아민이라는 발암 물질 생성을 억제하고, 대장 속에 있는 수백조 개의 위해 미생물들을 유익 미생물로 만들어 준다.

비타민 C, MSM 섭취 방법

비타민 C와 MSM는 환자의 상태에 따라 복용량이 다르다. 체중, 식사량, 암의 상태, 환자의 정신력(의지) 등을 분석해서 양을 정해야 한다. 또한 건강한 일반인들은 비타민 C와 MSM을 5g 정도씩만 복용해도 설사가 나오지만 병이 심한 환자들은 더 많은 비타민 C와 MSM을 필요로 하기 때문에 많은 양을 복용해도 설사가 나오지 않는다. 대부분 처음 복용하면 가벼운 설사, 메스꺼움, 두통이 나타나지만 며칠 복용하면 대부분 적응된다. 우유를 처음 마시면 설사를 하는데 반복해서 마시면 설사를 하지 않는 것과 같다. 소화 효소가 자체적으로 만들어지기 때문이다. 비타민 C와 MSM 역시 효소제가 없어 설사가 나오는데 반복 복용을 하면 효소제가 몸속에서 만들어지면서 설사가 나오지 않고 적응된다.

비타민 C와 MSM을 복용했을 때 배변 활동이 원만해지고 지속적으로 가스가 나와야 한다. 음식을 섭취하면 미토콘드리아에서 에너지를 만들어 내는데 이때 산소가 필요하다. 에너지를 만들고 나면 생기는 활성 산소가 배출되지 않고 몸속에 머물면 유해 산소가 된다. 독소가 혈관을 타고 다니면서 각종 병을 만들어내고 암세포가 살기 좋은 환경을 만들어낸다. 이때 고용량 비타민 C와 MSM을 복용하면 변이 잘 나오고 직장과 대장에 공간이 생기면서 이곳을 통해 항문으로 유해 산소(독소)가 빠져나온다.

암 환자는 처음에 비타민 C 6g과 MSM 9g을 컵에 같이 넣고 물을 반 컵 정도 부어서 녹인 다음 식사 도중이나 식사 후에 하루 3회 먹는다. 마시고 나서 맹물로 입가심을 한 번 하면 된다. 그러다 설사가 없고 적응이 되면 양을 조금씩 늘려나간다. 인간은 비타민 C를 자체적으로 만들지 못하고 비타민 C와 MSM은 수용성이라 우리 몸에 저장되지 않고, 약 6시간 후에 소변으로 배출이 되기 때문에 평생 복용해야 암의 재발도 막고 각종 병을 고칠 수 있다. 물론 건강하게 장수할 수도 있다.

나는 비타민 C와 MSM을 각각 12g씩 하루 3회 복용했는데 3일 내내 설사를 했지만 이후에는 설사가 멎고 정상으로 돌아왔다. 복용한 지 5년이 지난 지금까지 부작용이 거의 없다. 5년 동안 사소한 피부 발진이 생겨서 양을 줄이거나 3일 정도 끊은 적이 두 번 있고, 과하게 복용해서 설사를 일으킨 적도 있었다. 과하게 복용했을 때 속쓰림이 있었지만 심각하지는 않았다. 지금은 몸속에 소화 효소가 생겨 빈속에 복용해도 상관없다.

일부 회원들이 비타민 C와 MSM을 물에 타서 먹는 것을 힘들어한다.

이런 경우 주스나 요구르트에 타서 마셔도 된다. 다만 뜨거운 물에 타면 안 된다. 우리 같은 환우들은 고용량 비타민 C와 MSM을 평생 복용해야 하기 때문에 분말 비타민 C와 분말 MSM을 권한다. 알약은 복용하기 편하기는 하지만 환자들에게 맞지 않다.

혈관이 없는 환자들은 비타민 C 정맥주사를 맞기 힘든 것이 사실이다. 나 또한 그랬다. 암이 완쾌되고 나면 비타민 C 정맥주사는 일주일 3회에서 2회로, 또다시 1회로 줄이다 결국 끊게 된다. 하지만 비타민 C와 MSM 분말은 평생 함께해야 할 동반자이다. 비타민 C와 MSM을 매 끼니마다 섭취해야 하는데 한두 번씩 빼먹기도 하고 설사나 사소한 부작용으로 중도에 포기하는 사람들이 많다.

나와 같이 생활했던 환우들에게 가끔 "요즘 비타민과 MSM은 잘 섭취하고 계십니까?"라고 물어보면 "예, 열심히 먹고 있는데, 별 효과가 없어요."라고 말하는 사람들이 있다. 그럼 나는 쓴웃음을 지으며 이렇게 대답한다. "먹기 거북하더라도 꼭 빼먹지 말고 말씀드린 양만큼 꾸준히 섭취하세요. 아마 3~4개월만 먹어보면 큰 효과를 볼 것입니다."

내가 한 달에 1kg씩 섭취하는데 5개월에 1kg을 먹으면서 열심히 먹는다고 하니 쓴웃음을 지을 수밖에 없는 것이다. 이왕 비타민 C와 MSM을 섭취하기로 했다면 제대로 꾸준히 해야 한다. 며칠에 한 번 먹거나 수시로 거르고 양도 아주 조금씩 먹고서 효과가 없다고 말하는 환우들이 많다. 게다가 검증되지 않은 제품을 먹거나 주사를 맞고 내가 제시한 '5대 요법'은 행하지도 않고는 새로 입문하는 환우들에게 효과도 없으니 먹지 말라고 하는 경우도 있다. 심지어 비타민 C와 MSM을 한 번도 먹어보지 않고, 나와 대화 한 번 해보지 않은 사람이 부정적인 이야기를 하며 나를 비방하기도 했다.

그래도 나의 경험을 바탕으로 꿋꿋이 밀고 나갈 것이다. 무엇보다 인간이 발견한 최고의 물질인 비타민 C와 MSM의 효과를 극대화하는 방법을 모른 채 엄청난 기적의 힘을 가진 이 물질을 관절 보조제나 피로 회복제 정도로 인식하고 있다. 〈암극복 이야기〉 밴드를 통해 그 진가를 발휘하기를 바란다.

평생 꾸준히 복용해야 할 기본적이고 대표적인 건강 보조 식품이 바로 비타민 C와 MSM이다. 서울대학교 이왕재 교수와 하병근 박사의 글을 읽어보면 얼마나 좋은 물질인지 알 수 있을 것이다. 그야말로 모든 장기가 연결되어 있는 인간의 육체를 생각하면 한 가지가 좋아지면 다 좋아진다는 것을 알 수 있다.

암세포를 직접 공격하는 비타민 C 정맥주사

비타민 C 정맥주사가 암세포를 직접 공격한다는 것은 이제 많은 암 환자들에게 알려져 있다. 그러나 그 효과를 확실하게 믿는 사람은 아직도 극소수에 그치는 실정이다. 사실상 내가 비타민 C 정맥주사를 맞을 때만 해도 내가 있는 병원에는 단 한 명도 없었다. 요즘은 많은 환우들이 고용량 비타민 C 정맥주사를 맞는다.

비타민 C 정맥주사는 환자의 암 진행 상태와 몸무게 등에 따라 투여하는 양과 횟수가 정해진다. 주사를 투여해 암을 없애는 것도 중요하지만 어느 시점에서 끊어야 하는지도 중요하다. 대부분의 환자들은 암을 없애는 데만 치중하고 암세포가 CT상에 보이지 않으면 완치된 것으로 판단해 주사를 중단하고는 다시 돌이킬 수 없는 심각한 상태에 빠지는 경우도 많다.

비타민 C 요법은 지속적으로 하는 것이 가장 중요하다. 암세포는 CT상에 보이지 않더라도 죽거나 완전히 사라진 것이 아니다. 아주 작은 크기로 움츠러들어서 보이지 않을 뿐이다. 지속적인 비타민 C 요법으로 공격해야만 암세포를 박멸할 수 있다.

비타민 C 정맥주사 맞는 방법

내가 경험한 바에 의하면 비타민 C 정맥주사는 일주일에 3회 70g씩 투여했을 때 가장 효과가 큰 것으로 나타났다. 나의 몸무게가 55kg이었을 때이니 참고하면 된다. 주의할 것은 비타민 C 주사도 제품에 따라 효과 차이가 크다는 것이다. 제품에 따라 암이 고쳐지기도 하고, 전혀 효과가 없는 제품도 있다.

사실 검증할 수 있는 연구 기관이 없어 어느 제품이 효과가 있고 없는지 단언할 수는 없다. 다만 〈암극복 이야기〉 밴드를 통해 수많은 환우들 중 완치한 사람들이 투여받은 제품이 있지만, 그마저도 제조 방법이 일률적이지 않다는 것을 5년 동안 주사를 맞으면서 몸으로 직접 느꼈다.

내가 건강 전도사로 활동하는 지난 5년 동안 비타민 C를 취급하는 전국의 수많은 병의원은 비타민 C 주사를 맞는 암 환자들로 가득했다. 비타민 C 주사를 어떻게 맞아야 효과적이냐 하는 문제로 〈암극복 이야기〉 밴드가 시끌벅적하고, 비타민 C를 취급하는 병의원 의사들과 〈암극복 이야기〉 회원들 간에 수많은 논란이 있기도 했다.

하지만 6년이란 세월이 흐르는 동안 어느 정도 정리되었다. 처음에는 70g을 3~4시간 동안 맞아야 했다. 빨리 맞으면 두통과 한기, 혈관통이 온다는 것이었다. 이런 증상은 주사를 맞고 5분 정도 지나면 없어지는 일시적인 현상이다.

환자에게 주사를 놓기 전에 미리 섞어서 냉장고에 보관해두는 것도 안 된다. 비타민 C는 쉽게 산화되기 때문이다. 혈관통을 줄인다고 주사 부위에 핫팩을 올려놓거나 심지어 비타민 C를 뜨거운 물에 담갔다가 주사를 놓는 병원도 있는데, 비타민 C는 열에 약하기 때문에 이 또한 곤란하다.

비타민 C를 맞은 후 구토 현상이 나타나는 것은 농도가 너무 진하기 때문이다. 〈암극복 이야기〉 밴드의 회원 세 명은 병원에서 생리 식염수 500CC에 비타민 C 70g을 섞는 바람에 구토 증상으로 응급실에 실려 가기도 했다. 이런 경우에는 농도를 약하게 하고 주사를 천천히 주입하면 구토 증상을 어느 정도 막을 수 있다.

혈관통은 간호사가 주사 놓는 방식에 따라 큰 차이가 있다. 주삿바늘이 혈관에 제대로 들어가면 혈관통이 거의 없다. 주삿바늘이 혈관에 제대로 들어가지 못하고 비타민 C가 근육으로 빠져나오면 심한 통증과 함께 근육이 금방 부어오르고 심한 멍이 생긴다. 또 팔이나 굵은 혈관 부위에 주사를 맞으면 혈관통이 거의 없지만 손등이나 다리 등에 주사할 경우 혈관통이 오기도 한다.

비타민 C 주사는 1시간 30분 내에 맞는 것이 효과적이다. 나는 폴대를 최대한 올리고 조절기를 완전히 열어놓은 상태에서 맞는데, 혈관에 주삿바늘이 제대로 들어가면 50분 만에 완료할 수 있다. 하지만 이렇게 맞는 것이 부담스러운 환자들도 있다. 이들은 비타민 C의 농도도 묽게 해서 시간을 두고 천천히 맞으면 된다.

비타민 C는 형광등 불빛에도 산화되는 물질이기 때문에 암막 천으로 불빛을 막는 것이 필수다. 내가 입원했던 언더로뎀 요양병원은 아침 식사를 하고 나면 간호사 선생님들이 비타민 C를 섞어서 환자들에게 주사하기 시작한다. 환자들끼리 간호사들의 주사 솜씨를 이야기하는데, 환자에게 잘 맞는 간호사가 출근하면 그때 맞춰서 주사를 맞는 환자들도 많다. 간호사들도 긴장하기는 마찬가지다. 일주일에 3~4회씩 주사를 맞다 보면 혈관들이 다 숨어버려 혈관을 찾기가 쉽지 않다. 주사가 제대로 주입되지 않아 3~4번씩 반복해 찌르다 결국 실패하고 다른 간호사가 투입되기도 한다. 이렇게 간호사와 환자들은 비타민 C 주사로 매일 전쟁을 치른다.

처음 비타민 C 주사를 맞으러 가면 보통 병원에서는 20g부터 시작해서 점차 용량을 올린다. 하지만 하루가 급한 환자들은 좀 더 많은 양을 천천히 관찰하면서 주사하면 이상 없이 맞을 수 있다. 주사를 맞기 전에 냉수를 준비하고, 냉수가 차가워서 못 마시는 사람은 따뜻한 물을 준비하는 것이 좋다.

05

내 몸의 유해 성분을 배출하라
(배변)

돌이켜보면 2014년 무렵부터 대변의 굵기가 가늘어지기 시작했다. 하지만 심각하게 생각하지 않고 치질인가 보다 했다. 그러다 어느 날부터는 변을 보기가 힘들어지고 방귀가 잘 나오지 않았다. 대장암 환우들 중에 느낀 사람들이 있을지 모르겠지만 나는 속방귀가 잦았다. 속방귀는 내가 지은 말인데 방귀가 밖으로 배출되지 않고 배 속에서 꾸르륵 사라지는 것이다. 대장과 직장이 암 덩어리로 막혀 있어 변의 굵기가 가늘어지고 방귀가 밖으로 나오지 못한 것이다. 그러니 소화가 될 리도 없고, 입맛은 점점 떨어지고, 암 종양은 자기 복제를 계속하고, 수백조에 달하는 몸속 정상 세포는 힘을 잃는다.

암세포가 만들어내는 히알루로니다아제와 글루코사미노글리칸 등 콜라겐을 파괴하는 물질들의 활동을 막지 못하면 우리의 몸은 이들에 의해 무차별 공격을 받게 된다. 우리 몸속에 있는 수천조 개의 미생물들 역시 배변 활동이 원만하지 않으면 배출되지 못한 활성 산소로 인해 유익균이 유해균으로 바뀌어 몸이 망가지는 것이다.

2014년 12월 말쯤에 대변을 보다가 배도 아프지 않은데 설사가 나와 변기를 보니 피가 엄청나게 쏟아져 있었다. 깜짝 놀라 고려대 안암병원에 가서 대장 내시경을 했다. 의사는 암 덩어리가 터져서 피가 나온 것이라고 하며 정밀 검사를 해 봐야 알겠지만 이미 암이 온몸에 번진 것 같다고 했다.

나는 수술 후 직장을 전부 제거했기 때문에 변을 보관할 직장이 없다. 대장 일부도 없어서 음식을 먹으면 바로 변이 나오려고 한다. 이때부터 배변과의 싸움이 시작되었다. 수술 직후 연결해놓은 담도가 막혀 황달이 오고 결국은 옆구리를 뚫어 관을 꽂고 담즙 주머니를 착용해 담도와의 싸움도 해야 했다.

수술 후 처음에는 병원에서 설사가 날 때 먹는 약과 속이 메스꺼울 때 먹는 약을 처방해주었다. 그런데 설사약을 먹으면 변비가 온다. 직장과 대장의 일부가 없고 수술한 지 얼마 되지 않으니 항문에 힘을 줄 수도 없다. 변이 딱딱해지면 전혀 변을 볼 수가 없어 오히려 관장을 하는 것이 더 편한데 이러지도 못하고 저러지도 못하는 상황이었다. 어떤 때는 계속 설사가 나서 설사약을 먹으면 이번에는 변이 나오지 않았다. 그러면 다시 변비약을 먹거나 관장을 해야 했다.

하루 변을 못 보면 항문에 전혀 힘을 줄 수 없어서 관장에 의존해야 한다. 며칠을 설사와 변비를 반복하다 약을 끊고 이겨내기로 결심했다. 며칠 지나니 변비는 거의 없어지고 변이 너무 자주 나오는 것이 문제였다. 움직일라치면 변이 나오고 방귀인 줄 알고 뀌면 변이 찔끔 나와 있었다. 방귀와 변을 구별하지 못해 하루에도 수십 번 화장실을 들락거렸다. 변을 보고 화장실을 나서자마자 또 변이 마렵고 나중에는 항문이 아파서 변을 볼 수 없을 지경이었다.

어느 정도 몸이 회복되어 등산을 하는 중에 변이 마려우면 그 자리에 멈춰 섰다. 직장암을 경험한 사람들은 알겠지만 정말 참기가 힘들다. 하지만 5초 정도만 참으면 통증이 조금 사그라들곤 한다. 그럼 다시 걸어가다 항문에 신호가 오면 걸음을 멈추고 5초 정도 참기를 하루에도 수백 번 반복하며 운동을 했다. 차갑거나 딱딱한 곳에 앉으면 여지없이 신호가 왔다. 이렇게 생활한 지 2년 정도 지나고 나서도 변을 보는 데는 어려움이 많았다. 하지만 화장실 가는 횟수는 하루 3회 정도로 줄었다. 암이 재발되고 나서도 변을 보는 데 어려움이 많았지만 암이 없어지고 나서는 잘 대응만 하면 하루 한 번 화장실 가는 정도로 조절할 수 있었다.

변이 잘 나오게 하는 데는 여러 가지 방법이 있다. 내 경우에는 식후에 먹는 고용량 비타민 C와 MSM, 그리고 비타민 C 정맥주사로 확실한 효과를 봤다. 처음에는 주사를 맞는 도중에 어김없이 화장실에 가야 했는데, 시원하게 변이 나오는 것을 느꼈다. 그러나 주사를 계속 맞다 보면 효과가 떨어지기 시작해 지금은 비타민 C 주사를 맞아도 배변 효과를 거의 느끼지 못한다. 적게 먹으면 규칙적으로 변을 볼 수 없으니 변을 보기 위해 무엇이든 더 먹는다. 그리고 효과를 본 것이 고주파 치료였다. 고주파 치료를 하면 방귀가 나오기 시작하면서 배변 활동이 원만해진다. 이런 방법을 다 써도 배변 활동이 좋지 않으면 운동을 더 했다. 등산이나 탁구 등을 하면서 몸을 움직이면 장운동이 활발해져서 배변이 수월하다.

특히 비타민 C와 MSM을 제대로 섭취하면 하루 종일 방귀가 나온다. 방귀가 나오지 않으면 속이 부글거리고 배가 빵빵해지면서 거북하지만, 방귀가 잘 나오면 속이 편하고 소화가 잘된다. 지금은 황금색 변이 길게 나오고 방귀 냄새도 거의 없다.

5년 전 비타민 C와 MSM을 처음 섭취할 때는 각각 12g씩 복용했다. 아직 몸속에 효소가 생성되지 않아 3일 내내 설사를 했지만 계속 복용하니 효소가 생겨서 설사가 멈췄다. 그러다 시간이 지날수록 활성산소 배출이 둔해지고 배변 활동이 원만하지 않게 되자 용량을 조금씩 늘렸다. 지금은 1회 각각 35g씩 하루 3회 복용한다. 하루 섭취량이 각각 105g인데도 배변 활동이 아주 좋은 것은 아니어서 양을 더 늘려보려고 한다. 이렇게 섭취해도 별다른 부작용은 없다. 처음에 뾰루지처럼 피부 발진이 있어 3일 정도 중단하니 사그라들었다. 나는 오직 원만한 배변 활동을 위해 복용량을 늘리는 것이다.

이렇듯 운동과 음식 그리고 배변 활동과 면역치료는 떼려야 뗄 수 없는 관계이다. 원활한 배변 활동은 암을 극복하는 데 필수조건이다. 많은 환우들이 변이 나오지 않거나 방귀를 뀔 수 없어 고통받는다. 이것은 단순한 고통이 아니라 적신호라는 것을 알아야 한다. 배변 활동이 멈추거나 방귀가 나오지 않을 때는 아주 위험한 상태로 접어든다고 생각하면 된다.

음식물을 섭취하면 미토콘드리아에서 에너지를 만들고 활성 산소가 생긴다. 이 활성 산소를 빨리 배출하지 않으면 독소가 되어 혈관을 타고 다니면서 각종 병을 일으킨다. 그렇기 때문에 배변 활동에 장애가 없도록 하는 것도 아주 중요한 암 치료의 과정이다.

요양병원에서 4년 동안 생활하면서 각종 암을 가진 환자들을 만났다. 그들의 치료 방법, 식생활, 운동 등을 지켜본 결과 마지막에는 배변이 제대로 이뤄지지 않아 고통받았다. 활성 산소가 가득 차면 식사를 할 수 없게 되는 것이다. 어떤 치료든 음식 섭취를 방해하는 치료는 극도로 경계해야 한다.

일단 음식만 잘 먹어도 쉽게 죽지 않는 것은 사실이다. 그리고 먹는 것 못지않게 중요한 것이 활성 산소를 배출하는 배변 활동이다.

무엇이든 하다가 중단하면 안 하느니만 못하다. 운동이든 음식이든 비타민 C와 MSM 섭취든 배변 활동이 잘 이루어질 때까지 지속해야 한다. 암 환자들이 항상 배변이 원활하지 않아 커피 관장이나 약물 관장을 하는데 일시적인 효과만 있을 뿐이다. 하지만 비타민 C와 MSM은 우리 몸에 꼭 필요한 영양분을 제공함으로써 망가진 몸을 정상으로 회복하고, 정상 세포가 암세포로 변이되는 것을 막아줌으로써 배변 활동이 이루어지므로 일석삼조의 역할을 한다.

06

보통의 마음가짐으로
암을 이겨낼 수 있을까?(정신력)

나의 '암 극복 5대 요법'인 운동, 음식, 배변, 면역치료, 정신력은 어느 하나 빼놓을 수 없는 것들이다. 그중 가장 중요한 것은 정신력이다. 암 투병을 하는 환자의 마음 자세에서 벌써 승패가 판가름 난다. 환우들과 대화해 보면 '이분은 어렵겠구나', '이분은 암을 극복하시겠구나' 하는 것을 알 수 있다.

아무리 진심을 다해 설득해도 나의 말대로 실천하는 환우들은 거의 없었다. 1년 동안 나와 한 병실에서 생활했던 룸메이트가 있었다. 전이도 빠르지만 치료도 잘되는 소포암이었다. 그 역시 항암제 치료를 계속했고 운동은 하지 않고 밥은 아예 먹지 못했는데 이상하게 밀가루 음식은 잘 먹었다. 내가 아무리 운동하라고 설득해도 작심삼일이 아니라 작심 1시간이었다. 나는 그가 암을 극복하지 못할 것이라고 예측했다. 워낙 본인의 의지가 약했다.

또 한 명은 나의 고향 후배였다. 우연히 나와 같은 날 같은 병실에 입원했다. 입원할 때만 해도 그 후배가 나보다 상태가 훨씬 좋았다. 나는 암이 대동맥 임파절과 간으로 재발되고 옆구리를 뚫어 담즙 주머니를 차고 숨도 제대로 쉬기 어려운 상태였다. 후배는 항암제 치료를 선택했고 나는 항암제 치료를 포기하고 비타민 C 요법을 택했다. 후배는 병원 앞을 산책하는 것이 하루 운동의 전부였다.

또 한 명은 골프도 잘 치고 기본 체력도 아주 좋은 친구였다. "빨리 건강을 찾아서 같이 라운딩 한번 해야지?"라고 말하면, "나에게 그런 날이 올까요?" 하고 한숨을 쉬었다. 그때 나는 '이 친구도 어렵겠구나'라고 생각했다. 자신감도 없고 병을 이기겠다는 의지가 없으니 이미 병에게 진 것이나 마찬가지다. 수많은 환우들이 정확한 치료법을 선택하지 못하고 이곳저곳 기웃거리며 아까운 시간만 낭비하다 골든 타임을 놓치는 것을 보면 안타까울 뿐이다.

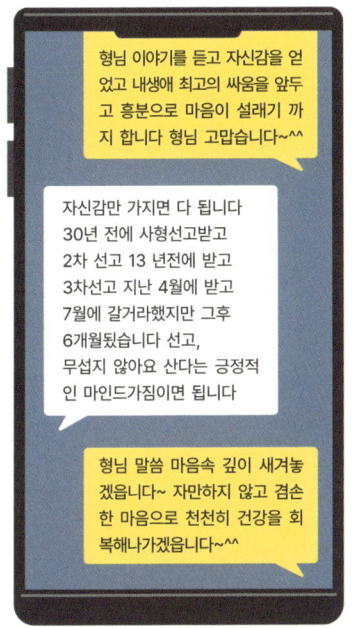

위의 카톡 내용은 앞에서도 여러 번 소개한 이문쾡 형님과 나눈 대화 내용이다. 내가 보낸 문자를 보면 내 생애 최고의 싸움(암)을 앞두고 흥분되고 마음이 설레기까지 한다고 표현했다. 솔직한 나의 당시 심정이었고 이 싸움에서 반드시 이긴다는 확신이 있었다. 생애 최고의 싸움에서 이기기 위해 현명하고 정확한 판단력, 상상할 수 없는 정신력으로 인간이 얼마나 독하고 끈질길 수 있는지 보여주리라 다짐하고 또 다짐했다. 그 결과 완벽한 KO승을 거둘 수 있었다.

나의 뒤를 이어 김황기 님이 완벽한 정신력으로 암을 극복했다. 수회에 걸쳐 재발이 반복되었는데도 결국 암을 극복한 분들도 많다. 천정숙, 조진남, 김수정, 김태숙, 현동호, 김미숙, 유헌재, 서정화, 최수정, 김순덕, 최민억, 김종일, 조영자, 전래영, 김연수, 최미희, 김계순, 임미애 님을 비롯해 많은 분들이 암을 이겨낸 것은 정신력이 뒷받침되었기 때문이다. 음식부터 운동, 주사, 비타민 C와 MSM 섭취까지 쉬운 과정이 단 하나도 없다. 이 모든 것들을 정신력 없이 해내기란 불가능하다.

살아야겠다는 의지 하나로

사람이 살겠다고 마음먹고 독하게 덤비면 암을 이겨낼 수 있다. 지금도 병원에서 시한부 선고를 받은 분들이 나와 연락을 주고받으며 투병 중이지만 강한 정신력을 바탕으로 또 다른 기적을 만들어가고 있다. 나는 이들이 승리할 거라고 확신한다.

몇몇은 강한 정신력으로 체력을 키워나가는 반면 대부분의 환우들은 초심을 지키지 못한다. 이 글이 자극제가 되어 강한 정신력으로 다시 한번 도전해줄 것이라 믿는다.

암 투병은 아침에 눈을 뜨면서부터 잠들 때까지 하루 종일 매 순간의 싸움이다. 새벽에 일어나는 것부터 전쟁이다. 캄캄하고 추운 겨울 새벽에 등산을 하고 싶은 사람이 있겠는가? 이럴 때는 생각하기 전에 행동을 먼저 해야 한다. 단 1초의 망설임도 없이 벌떡 몸부터 일으키고 얼굴과 몸 마사지를 하고 냉수 한 컵을 마시고 밖으로 나오면 몰아치는 칼바람에 '아직도 내가 살아 있구나'를 느낀다. 끈질긴 생명의 꿈틀거림, 가슴속 깊은 곳에서 솟구치는 삶의 뜨거운 열망, 지독한 외로움과 고독이 밀려온다. 그리고 아무나 경험할 수 없는 암 환자 중에서도 특별한 사람만이 느낄 수 있는 한계를 넘은 성취감, 고통 속에서도 짜릿함이 밀려든다.

나는 협심증으로 손과 발목이 시려서 여름에도 맨살을 내놓지 못할 정도였다. 하지만 지금은 항상 몸에서 열이 나 다른 사람들과 같이 생활하기가 힘들 정도다. 체온이 1도만 상승해도 암 치료에 큰 도움이 되는데 대부분의 환우들은 고주파 치료나 옷을 따뜻하게 입거나 사우나 또는 온열 치료로 체온을 높이려고 한다. 이런 소극적인 방법보다는 운동과 면역치료로 혈액 순환이 잘되게 해서 항상 체온이 높아져 있어야 암 치료에 큰 도움이 된다.

나는 처음에 걸음을 떼기도 힘들었다. 하지만 지독한 정신력으로 운동의 강도를 높여가니 자연히 체온이 올라갔다. 협심증으로 선풍기 바람조차 맞을 수 없었는데 지금은 에어컨을 켜지 않으면 안 될 정도다. 스텐스 삽입으로 여전히 손발은 차지만 몸은 항상 뜨겁다.

살아오면서 나의 잠자는 정신력을 깨워준 사람들이 있다. 예전에 조선일보 지국을 몇 군데 운영했을 때였다. 경험이 전혀 없어서 만성 적자를 보다 운영을 접으려고 할 때 본사에서 조건을 제시하며 한번 적극적으로 운영을 해보라고 권했다. 그래서 능력 있는 소장을 삼고초려를 해서 모셔 왔다. 새벽부터 해야 하는 일이라 직원들이 지국에서 숙식을 하는데 일이 어떻게 진행되는지 보기 위해 야밤에 숙소에 가 보았다. 새벽 3시쯤 신문 배달 차량이 도착해 경적을 살짝 울리자 미리 옷을 입고 잠을 자던 소장이 용수철처럼 일어나 뛰어나가는 것이었다.

악착같은 소장 덕분에 지국은 얼마 지나지 않아 흑자로 돌아섰다. 나는 1년 만에 내가 보증을 서고 소장을 독립시켜 주었다. 이후 소장의 독립 소식에 전국에서 인재들이 모여들기 시작했고, 몇 개의 지국과 전단 회사까지 인수하게 되었다. 일당백을 해내는 직원들은 게으른 나를 일깨워주는 자극제가 되었다.

나에게 결정적인 자극을 준 또 한 명의 고향 친구가 있다. 김천중학교와 김천고등학교 송설 30회 동기생 정한욱은 산악회 회장을 40여 년째 맡고 있다. 한 달에 한 번씩 산행을 하는데 현재까지 약 400회를 한 치의 오차도 없이 주도했다. 2박 3일 일정에는 새벽 산행도 있는데 조수석에서 운전기사가 졸음운전을 하는지 운행 내내 감시하고, 일요일 산행 때문에 아들의 결혼식도 참석하지 않는다는 괴짜다. 지금은 위를 전부 절제하고 뒤꿈치를 상당 부분 제거하는 수술을 한 이후 목발에 의존해 생활한다. 어느 날 친구 아들 결혼식에 참석했다가 그와 대화를 나눈 적이 있다. 친구는 태풍이 불어도 새벽 2시 30분에 일어나 새벽 운동을 하는데 한 번도 거른 적이 없다는 것이었다. 몇 년 뒤 내가 암에 걸렸을 때 그 친구의 이야기를 떠올리며 마음을 다잡았다.

이 글을 읽는 여러분들도 이제 불가능이란 단어 자체를 머릿속에서 지우고 암뿐만 아니라 어떤 불치병이나 본인 앞에 다가온 난제도 강한 정신력으로 해결할 수 있다는 자신감을 가지기를 바란다. 암을 이겨내거나 불가능할 것 같은 문제를 해결했을 때의 성취감은 크기도 하지만 영원하다는 것을 기억하라.

- 01 결국은 면역력 싸움이다
- 02 암의 종류와 기수는 분류에 불과하다
- 03 암 환자가 알아야 할 면역제의 효능

chapter 5

암 환자들이 꼭 알아야 할 비타민 C 이야기

01

결국은
면역력 싸움이다

코로나19 누적 확진자가 전 세계적으로 2억 명이 넘어섰고 사망자는 425만 명(2021년 8월 5일 기준)에 이른다. 앞으로도 이 사태는 쉽게 가라앉지 않고 더 많은 확진자와 사망자가 생길 것이다. 코로나19 발생 초창기에 나는 변이 바이러스를 우려하며 면역력을 강조했다. 결국 델타 바이러스에 이어 델타플러스까지 발견되었다. 앞으로 어떤 변이 바이러스가 나올지는 누구도 예상할 수 없다. 이러한 상황은 특히 면역력이 떨어지는 암 환우들에게 위험하다.

중세 시대의 유럽 인구의 3분의 1(약 2억 명)정도가 사망한 흑사병을 비롯해 수천 명의 사망자를 낸 스페인 독감, 사스, 메르스, 조류독감에 이르기까지 바이러스는 면역력이 약한 사람들에게 찾아오는 법이다. 바이러스가 상기도(기관지)로 침투해 세포 내에서 증식하고 증식이 끝나면 숙주 세포를 터트리고 나와서 하기도(폐)로 가면 폐렴으로 인해 사망에 이른다.

따라서 위기에 대비하기 위해서는 반드시 면역력을 높여야 한다. 첫 번째는 면역력을 키워 애초에 상기도로 들어오는 바이러스의 침범을 막는 것이고, 두 번째는 상기도로 침범한 바이러스가 증식해서 숙주세포를 터트려 하기도로 가는 것을 막아야 한다. 오랫동안 고용량 비타민 C와 MSM을 복용하면서 면역력을 키워온 후에는 에어컨 바람을 쐬었을 때 콧물이 나고 재채기를 하면서 자체적으로 바이러스의 침투를 막는다. 그리고 나면 몸의 기능이 정상적으로 돌아온다.

인간은 태어나면서부터 비타민 C에서 만들어지는 아스코르빈산을 자체적으로 만들어내지 못하기 때문에 각종 병에 걸린다. 심지어 인간의 수명도 아스코르빈산 결핍에 의해 줄어든 것이다. 다른 영양소도 마찬가지다. 글루타치온은 우리 몸에서 만들어지지만 나이가 들면서 양이 현저히 줄어든다. 코큐텐을 비롯한 수많은 영양소 결핍으로 인해 서서히 노화가 진행되는 것이다. 각종 영양소를 보충하는 방식으로 건강을 유지해야 하는데 그렇지 못한 현실이 안타까울 뿐이다.

그중에서 비타민 C와 MSM만 제대로 섭취해도 웬만한 질병을 예방할 수 있고 치료도 가능하다. 2가지는 금전적인 부담도 없고 수용성이라 몸에 저장되지 않고 소변으로 배출되기 때문에 지속적으로 복용해도 문제없다.

나의 5대 요법은 남녀노소, 임산부, 각종 질병을 가진 환자 등 모든 사람들이 면역력을 높이는 데 효과적이다. 나의 5대 요법을 실천하는 분들 중에 코로나에 감염된 사람이 없다.

지속적인 면역치료의 중요성 (당부의 글)

나의 5대 요법으로 암을 치유하신 분들에게 다시 한번 주의의 말씀을 드립니다. 암이 사라지고 건강이 좋아졌다고 해서 고용량 비타민 C, MSM 섭취를 줄이거나 아예 중지했다가 암이 재발되어 돌이킬 수 없는 지경에 이른 분들이 많습니다. 암을 극복하더라도 이후에 관리를 제대로 해야 재발을 막고 영구적으로 건강하게 살아갈 수 있습니다.

몸속에서 암이 사라져도 고용량 비타민C와 MSM 섭취는 평생 섭취해야지, 중단하면 안 됩니다. 하지만 비타민 C 정맥주사는 암세포가 없어지고 나서 1년 정도 더 주사하다가 횟수를 줄여나가면서 끊어도 되는데 환자의 상태에 따라 다르기 때문에 정확하게 말씀 드릴 수 없습니다. 이때 체질이 어떻게 변했는지를 확인하고 주사를 서서히 줄여야 합니다. 나의 경고를 무시하고 암이 재발되어 돌이킬 수 없게 된 세 분이 있기에 다시 한번 주의를 드립니다.

인간의 모든 병은 대부분 비타민 C, 글루타치온 등의 영양소 결핍에서 비롯되므로 건강이 회복되더라도 이 물질들을 계속 보충해주지 않으면 또다시 결핍으로 인해 암이 재발될 수 있습니다. 모든 암 환자들은 어떤 방법으로든 2가지 물질의 보충을 게을리해서 면역력이 떨어지게 해서는 안 됩니다.

02

암의 종류와 기수는
분류에 불과하다

　내가 만난 암 환자들 중에는 본인의 암이 예후가 안 좋은 암이라고 말하는 사람들이 많다. 특히 담도, 담낭, 췌장, 난소, 십이지장에 암이 걸린 환자들이다. 하지만 내가 경험한 바로는 암을 극복하는 데는 암의 종류나 기수가 전혀 관계가 없다. 오히려 환자가 식사를 할 수 있느냐 없느냐, 그리고 심리적인 문제가 더 크다고 생각한다. 위에 열거한 암들은 수술하기가 힘들고 종양이 담즙 흐름을 막아 스텐스를 심어야 하기 때문에 힘들다고 하는 것이다.

　암의 종류와 기수는 현대의학에서 분류한 것일 뿐이고, '암 극복 5대 요법'으로 투병하는 환우들에게는 전혀 해당되지 않는다. 어떤 종류이든 CT상에서 작은 종양이 하나만 보이면 초기 암이라고 진단한다. 암세포가 하나씩 모여 종양이 되는데 CT상에 보이지 않는다고 해서 잔존 암이 없다는 데는 개인적으로 공감할 수 없다. 실제로 아주 작은 종양의 초기 암 환자들이 재발하는 것을 목격했기 때문이다.

암이 온몸에 너무 많이 번져 있거나 종양이 너무 커서 수술할 수 없을 때 말기 암 판정을 내리는데 수술을 전제로 한 이론에도 공감하기 어렵다. 암이란 수술이나 항암제 치료, 방사선 치료 외의 방법으로도 치료가 가능하기 때문이다. 나도 실제로 암이 재발되고 수술이 불가능한 상황에서 항암제 치료도 하지 않고 극복했다. 이 책에서 소개한 많은 사람들이 수술과 병원의 치료 없이 암이 완치되었다.

말기 암이라고 실망할 필요도 없고, 초기 암이라고 방심해도 안 된다. 암의 종류와 기수는 별 차이가 없다. 어떤 치료 방법과 어떤 마음가짐으로 어떻게 대응하느냐가 더 중요하다. 믿음 없이 우왕좌왕하다가 오히려 골든 타임을 놓친다. 어차피 현대 의학으로 완치가 불가능하고 다른 치료 방법이 없다면 팩트를 확인할 수 있는 치료법에 매진하는 것이 현명하다. 예후가 나쁜 암도 착한 암도 없다. 똑같이 생명을 위협하는 암일 뿐이다.

03

암 환자가 알아야 할
면역제의 효능

염증 제거에 탁월한 루치온

루치온(글루타치온)은 일명 백옥 주사라고 불리는데 미백 효과로 비욘세가 맞으면서 유명해지기 시작했다. 흑인이 백인이 된다는 우스꽝스러운 이야기가 나올 정도로 미백 효과가 탁월하다. 활성 산소를 제거해서 멜라닌 색소 침착을 막아주는데, 실제로 피부가 하얘지고 주름 제거에 탁월한 효과가 있으며 기미, 주근깨 등에 상당한 효과가 있어 여성들에게 인기가 좋다.

루치온에서 만들어지는 글루타치온 성분은 염증 제거와 간 해독에도 효과가 있고, 산화된 비타민 C를 환원하는 역할을 하기도 한다. 스트레스를 받으면 우리 몸에서 글루타치온이 급속히 빠져나가 피부가 건조해져 주름이 생기고 노화가 촉진되며 각종 질병에 걸리는 것이다. 비타민 C와 달리 글루타치온은 몸에서 자체적으로 만들어지지만 나이가 들면서 양이 줄어든다. 글루타치온 역시 수용성으로 우리 몸에 저장되지 않고 소변 등으로 배출되기 때문에 지속적으로 보충해줘야 하는 필수 물질이다.

하지만 글루타치온도 음식으로는 보충할 수 없고, MSM을 복용하거나 글루타치온을 만들어내는 루치온 주사를 맞아야 한다. 루치온(글루타치온)은 비타민 C보다 산화가 더 잘되는 물질이기 때문에 생리 식염수 30CC에 600ml 2개를 섞어서 큰 주사기에 넣고 바로 맞으면 1분도 걸리지 않는다. 물론 링거 주사로 맞아도 된다. 폴대를 최대한 높이고 조절기를 완전히 열어놓으면 3분이면 충분하다.

나는 암세포가 없어지고 난 후에도 3년 동안 비타민 C 주사를 맞을 때마다 루치온 주사를 함께 맞았다. 비타민 C 주사를 맞은 후에 루치온 주사를 맞는 이유는 글루타치온이 산화된 비타민 C를 환원해주기 때문이다. 그런데 모든 의사들이 비타민 C를 맞고 나서 3시간 간격을 두고 루치온을 맞으라고 권고하는데 개인적으로는 이해할 수 없다. 나는 암세포가 사라진 이후부터 맞기 시작했는데, 암 투병을 하는 동안 루치온을 맞겠다고 한다면 1시간 간격을 권한다. 비타민 C가 몸에서 다 빠져나간 후에 루치온을 맞으면 비타민 C 환원 효과가 없기 때문이다.

식욕 억제제 알파리포산

인체 내에서 소량 생산되는 알파리포산은 미토콘드리아 호흡효소를 돕는 중간 길이의 지방산이다. 지용성도 되고 수용성도 되는 물질로 항산화제 중의 하나이며 시중에서는 아이유 주사 또는 신데렐라 주사로 알려져 젊은 사람들이 피부 미용을 위해 많이 활용한다. 그동안 당뇨병성 신경증 치료제로 널리 사용되어 오다가 2004년 6월 서울아산병원 내분비과의 이기업 교수팀에 의해 알파리포산이 체내에서 식욕을 억제하고, 에너지 소비를 촉진해 체중 감소 효과가 나타나고 언커플링 단백질(UCP-1) 분비를 촉진한다는 사실이 밝혀졌다.

4년 동안 실험용 쥐의 체내에 알파리포산을 투여한 결과 뇌의 시상 하부에 작용해 식욕을 느끼게 하는 AMPK(Activated protein kinase) 효소의 활성도를 떨어뜨렸다는 것이다. 실제로 식욕을 줄이면서 동시에 체지방도 제거하는 물질이 한국인 과학자들에 의해 세계 최초로 발견되면서 치료제 개발 단계에 들어갔다.

비만인 사람들에게는 좋은 소식이지만 수술, 항암제 치료, 방사선 치료를 통해 체중이 급속히 줄어들고 식욕이 떨어진 환자들은 알파리포산 투여를 신중하게 생각해야 한다. 음식을 잘 먹는 환자들은 상관없지만 음식을 잘 먹지 못하는 환자들에게는 권하지 않는다. 내 경우에도 확실히 식욕이 떨어지는 것을 느꼈다. 모든 음식을 잘 먹어야 하는 암 환자들에게는 득보다 해가 될 수도 있다. 음식 섭취를 제대로 하지 않으면 기력을 잃어 치명적일 수 있기 때문이다.

콜라겐의 놀라운 효능

비타민 C와 MSM으로 면역치료를 하면서 콜라겐이 인체에 미치는 기적 같은 역할을 알게 되었다. 전혀 희망이 없는 상태에서 재발된 암을 고친 비타민 C와 MSM이 무엇인지 알기 위해 수많은 자료에서 배운 것들도 많지만 한편으로는 의사와 과학자들도 놓친 것들이 있다. 그 부분을 보완해서 만들어낸 것이 나의 '암 극복 5대 요법'이다

앞으로도 더 많은 연구를 통해 암은 물론 각종 불치병을 완벽하게 치료하는 방법을 찾아내고, 더 나아가 인간이 각종 질병에 걸리지 않도록 예방하고 건강하게 장수하는 법을 알아내기 위해 건강 전도사의 사명을 다할 것이다.

'왜 수많은 의사들과 학자들이 비타민 C를 가지고 연간 600건 이상의 임상 실험을 했을까?' 하는 의문을 가지게 되었고 이제 어렴풋이 그 해답을 찾았다. 바로 비타민 C가 있어야 합성이 되는 콜라겐이었다. 콜라겐이 인체에 미치는 영향은 일반인들이나 의학계에서 알고 있는 것보다 훨씬 더 광범위하다. 콜라겐은 감기 예방과 독소 제거에 효과가 있고, 손발톱과 뼈를 튼튼하게 해주고, 피부 탄력과 주름 제거에도 큰 역할을 한다. 염증을 제거해 각종 질병을 예방하거나 치료해주고, 머리카락과 관절에도 탁월한 영향을 미친다. 이외에도 곰팡이균과 박테리아균이 몸속에 침투하는 것을 막아준다.

우리나라는 사망률 1위가 암이지만 대부분의 나라는 사망률 1위가 심혈관계 질환이다. 사실상 암보다 더 무서운 병이 심혈관계 질환이다.

심혈관계 질환과 뇌졸중을 일으키는 동맥경화증은 인간뿐만 아니라 많은 포유동물에서도 찾아볼 수 있다. 1966년에 실시된 한 연구에서 다양한 포유동물과 인간을 포함한 여러 영장류를 비교한 결과 죽상동맥경화 질환에서 확연한 차이가 있었다. 포유동물 일부에서는 질병이 있는 동맥에 지방질이 사실상 전혀 포함되어 있지 않았다. 영장류에서는 동맥경화증 병변에 나타나는 지방질 침착물이 더 확연하고, 인간에게서는 뚜렷한 죽상동맥경화 침착물이 발생했다.

가장 중요한 생리적인 차이점은 바로 개, 고양이, 코끼리 및 기타 하등 동물은 매일 많은 양의 비타민 C를 간이나 신장에서 생산할 수 있는 반면 영장류와 인간은 그럴 수 없다는 점이다.

죽상동맥경화증과 비타민 C의 관련성에 대한 또 하나의 연구가 있다. 들쥐는 죽상동맥경화 질병에 저항력이 있지만 기니피그는 그렇지 못하다고 알려져 있는데, 들쥐는 간에서 비타민 C를 생산하지만 기니피그는 인간과 마찬가지로 유전적으로 비타민 C를 간에서 생산할 수 없다. 비타민 C를 자체적으로 생산하지 못하는 인간이나 기니피그는 질 좋은 콜라겐도 거의 만들어내지 못하기 때문에 심장 질환인 심근경색, 협심증, 뇌졸중, 뇌출혈 등에 걸린다는 것이다.

암 환자들이 많이 겪는 부종 치료에서 도외시되었던 콜라겐의 또 다른 특성은 이뇨 작용이다. 1753년 제임스 린드 박사는 괴혈병으로 사망한 환자들에 대해 사후 검사를 실시하다가 체내 비정상적인 수분 보유를 주목했다. 비타민 C로 만들어진 콜라겐에 이뇨제 속성이 있다는 것은 1936년과 1937년 비타민 C 발견 직후부터 인정받았다.

1938년 허버트 에반스는 심부전을 앓는 모든 환자에게 충분한 비타민 C 공급이 필요하다고 제안했다. 1944년부터 1952년 사이에 발표된 다른 논문에서도 비타민 C가 이뇨제 역할을 한다고 언급했다. 그러나 지금까지도 여전히 비타민 C는 이뇨제로 사용되지 않고 있다. 나는 이것이 비타민 C와 MSM으로부터 만들어지는 콜라겐의 역할이라고 생각한다. 뿐만 아니라 폐, 간, 신장, 심장, 대장 등 모든 장기의 건강에도 콜라겐이 깊숙이 관여하는 것으로 보인다. 그 외에도 콜라겐은 세포막 투과성을 좋게 만들어 산소가 세포막으로 잘 들어오게 하고 천연 해독제 역할을 한다.

내가 콜라겐의 다양한 역할을 주장하는 이유가 있다. 다음은 내가 직접 겪은 콜라겐의 효과이다.

첫째, 콜라겐은 세포와 세포를 연결해주고, 피부 조직을 촘촘하게 만들어 탄력을 유지하고 주름을 방지함으로써 피부 노화를 막아준다. 나는 아킬레스건이 끊어져 봉합 수술을 하고 뛰는 운동을 해서는 안 된다는 경고를 받았지만 콜라겐 합성 덕분에 피부 조직이 복원되어 마라톤 풀코스를 완주했다. 나의 동영상이나 사진을 보면 5년보다 70대인 지금 오히려 주름도 많이 없어지고 피부도 좋아진 것을 알 수 있다. 나의 '암 극복 5대 요법'으로 암을 이겨낸 분들을 보면 거의 대부분 나이보다 젊은 피부를 가지고 있으며 도저히 암 환자였다는 사실이 믿어지지 않을 정도다. 비타민 C와 MSM으로 콜라겐을 자체적으로 합성한 덕분이다.

둘째, 콜라겐은 뼈를 튼튼하게 해준다. 나는 암에 걸리기 전부터 무릎이 좋지 않은 데다 허리와 목 디스크가 있었다. 암 수술로 장기를 잘라내고 항암제 치료를 했으며 1년 후 암이 재발되어 죽음의 문턱까지 갔다. 그런데 고용량 비타민 C와 MSM을 꾸준히 복용하고 뼈가 튼튼해져서 마라톤 풀코스를 뛸 수 있었다. 또래 친구들은 대부분 무릎 관절과 허리가 좋지 않아 격한 운동을 하지 못한다. 뿐만 아니라 손발톱도 단단해지고 무좀도 사라졌다. 김황기 회장님도 그 많은 농사를 지으며 매일 운동을 할 정도로 체력을 유지하고 있다. 그 모든 것이 콜라겐 합성 덕분이라고 생각한다.

셋째, 콜라겐은 탈모에 도움이 되며 머리카락을 윤기 있게 만들어준다. 항암 치료를 하고 머리카락이 완전히 빠졌는데, 5대 요법으로 암을 극복한 후에는 풍성한 머리카락을 유지하고 있다. 지금은 예전보다 확실히 머리카락이 잘 빠지지 않는다.

넷째, 콜라겐은 몸속의 독소를 제거해주는 역할을 한다. 우리가 먹는 음식에는 영양소도 많지만 독소도 많다. 인간이 각종 음식물을 섭취하면 미토콘드리아에서 산소를 이용해 에너지를 만든다. 이때 생기는 활성 산소를 제때 배출하지 못하면 유해산소(독소)가 된다. 독소가 배출되지 않고 몸속에 쌓이면 혈관을 타고 각종 질병을 일으키고 암세포가 활동하기 좋은 환경을 만든다. 이 독소를 배출해주는 역할을 하는 것이 콜라겐이다. 콜라겐은 배변 활동을 통해 독소가 빠져나오는 것을 돕는다.

다섯째, 콜라겐은 몸의 염증을 없애준다. 나는 직장과 대장 복강경 수술을 비롯해 담즙 시술을 25회나 하고(담즙 주머니를 연결해놓은 줄이 수시로 꼬여 담즙 흐름이 막히면 배관을 교체하는 것까지 포함) 개복 수술을 두 차례나 했지만 지금까지 염증으로 고생한 적이 없다. 물론 암 수술 후 초창기에는 염증으로 인해 40도가 넘는 고열로 고생했지만, 서울동아국제마라톤을 완주하고 고열이 온 이후 지금까지 2년 넘게 염증으로 인한 고열은 한 번도 없었다. 수많은 수술과 상처를 가지고 있는데도 불구하고 말이다. 모든 병은 염증에서 비롯되는데 콜라겐이 염증을 잡아주는 역할을 하는 것으로 판단된다.

여섯째, 콜라겐은 관절을 튼튼하게 해주고 류머티즘 관절염에 탁월한 효과가 있다. 연골은 재생되지 않는다고 하는데 분명히 재생이 된다. 예전에는 앉았다 일어서면 관절에서 삐그덕 소리가 나고 항상 목이 뻐근하고 무거웠다. 무릎은 뼈가 어긋난 듯하고 통증이 심해 등산하면서 수시로 무릎을 주물렀다. 그런데 지금은 이러한 증상을 아예 찾아볼 수 없다. 고질병이었던 허리와 목 디스크도 완전히 없어졌다. 연골이 재생되지 않는다면 어떻게 내가 마라톤을 완주할 수 있겠는가. 70대인 지금도 새벽마다 10km 달리기를 하고 있다. 테니스를 즐기던 강인석 님은 무릎이 안 좋아져서 테니스를 못하게 되었는데, 지금은 수술 없이 다시 테니스를 치고 등산을 한다.

일곱째, 콜라겐은 근육을 만드는 데도 관여한다. 그냥 운동을 하는 것보다 콜라겐을 합성하면서 운동하면 근육 형성이 훨씬 잘된다. 나는 아킬레스건이 끊어지고 협심증으로 스텐스를 삽입한 이후로 20년 동안 걷기 외에는 운동을 거의 하지 않았다. 60대 중반에 암에 걸리고 1년 동안 삼도봉(1,176m)을 매일 등반했지만 근육이 거의 생기지 않았다. 그러나 암이 재발되고 '암 극복 5대 요법'을 시작하면서 근육이 생기기 시작했다.

  이렇듯 콜라겐이 엄청난 역할을 하는데, 그렇다면 콜라겐은 어떻게 만들어내는 것일까? 열에 약한 비타민 C는 조리 과정에서 거의 파괴되기 때문에 음식으로 콜라겐을 만들어내는 데는 한계가 있다. 비료로 농사짓는 농산물들은 질소, 인, 칼륨 3가지만 있으면 싱싱하게 잘 열리기는 하지만 정작 인간에게 필요한 각종 미네랄이나 비타민 C가 부족해 음식으로는 콜라겐을 만들어내기 힘들다.

  따라서 음식보다는 콜라겐 제품을 복용하는 것이 더 효과적이다. 하지만 콜라겐 제품을 복용하는 것만으로는 충분하지 않다. 고용량 비타민 C와 MSM을 같이 복용했을 때 질 좋은 콜라겐이 약 10배 정도 더 만들어진다. 나는 지금까지 비타민 C와 MSM만으로 콜라겐을 만들어 냈지만 앞으로는 콜라겐 제품도 같이 복용해야겠다는 생각으로 많은 관심을 가지고 있다.

  콜라겐은 뼈와 피부에 주로 있지만 관절, 장기의 막, 머리카락 등 우리 몸속 전체에 분포되어 있는 아주 중요한 물질이다. 사실상 콜라겐

없이는 생명 자체가 유지될 수 없다. 단백질의 일부인 콜라겐은 우리 몸속 단백질의 약 30%를 차지하고 있는데 나이가 들면서 스트레스, 추위와 더위, 환경오염 등으로 콜라겐이 몸속에서 빠져나간다. 더구나 흡수는 되지 않고 재생도 힘들기 때문에 콜라겐의 부족으로 뼈가 약해지면 작은 충격에도 골절이 생기고 뼈와 근육을 이어주는 힘줄이 약해져서 잦은 근육 파열이 생긴다. 피부는 탄력을 잃어버려 주름이 생기고 잇몸이 약해진다.

사람들은 콜라겐이 풍부하다고 하는 돼지껍데기나 닭발, 명태 껍데기, 도가니 등을 먹는데 체내에 흡수되기는 힘들다. 콜라겐이 들어 있는 음식을 먹는 것보다 체내에서 콜라겐을 만들어내는 방법을 선택해야 하는데, 이것이 바로 고용량 비타민 C와 MSM이다.

위 염증을 제거하는 비타민 C

위 점막에 상처가 생기면서 위염이 생기고, 이것이 위암으로 발전한다. 내가 만난 위암 환자들은 대부분 성격이 급하고 고집이 센 편이다. 자신이 원하는 대로 되지 않으면 불같이 화를 낸다. 그래서 나는 위암 환자들에게 마음을 다스리라고 이야기한다.

위 점막에서는 강력한 염산과 효소인 펩신이 분비되어 단백질을 분해하고 소화시킨다. 이러한 물질은 상당히 자극적이며 부식성이 강하다. 위 속의 물질이 식도를 통해 역류할 때 가슴이 따끔거리고 시큼한

맛이 올라오는 것도 이 때문이다. 위벽은 부식성이 강한 위산으로부터 스스로를 보호해야 하는데, 그렇지 못하면 상처가 나서 위궤양이 생긴다.

이러한 염산과 펩신의 분비를 조절하는 것이 신경계이다. 입으로 음식이 들어갈 때뿐 아니라 음식에 대해 생각만 해도 신경이 자극된다. 위장은 음식이 도달하기 전부터 활동을 시작하는 것이다. 그래서 신경이 예민한 사람, 담배나 술을 즐기는 사람, 스트레스를 겪는 사람들은 위장에 음식이 들어오지 않았는데도 이러한 자극이 계속된다. 음식이 없는 상태에서 위액이 분비되면 위가 부담을 느끼고 이것이 오래 지속되면 결국 위 점막에 이상이 생긴다.

이 소화성 궤양과 관련 있는 물질이 바로 아스코르빈산이다. 아스코르빈산은 수용성 비타민으로 비타민 C를 말한다. 동물 실험 결과 아스코르빈산이 부족한 사료를 먹인 기니피그의 26%에서 궤양이 진행되었다. 아스코르빈산을 별도로 보충한 기니피그에게서는 거의 궤양이 진행되지 않았다. 기니피그의 십이지장 점막에 물리적인 손상을 입힌 후 아스코르빈산이 적절히 함유된 사료를 먹이자 점막이 신속하게 회복되었다. 만성 십이지장 궤양을 앓던 결핵 환자에게 토마토주스를 먹이고 효과를 보았다고 한다. 1968년 러셀과 그의 동료들은 위장 출혈과 소화성 궤양 환자를 대상으로 연구한 결과 이들의 혈중 아스코르빈산 농도가 정상인보다 낮은 것으로 나타났다.

수많은 연구 논문에서 궤양 환자들은 적절한 양의 아스코르빈산을 복용해야 한다고 말한다. 궤양 환자들은 아스코르빈산 섭취량이 부족한 것으로 나타났고, 따라서 상당히 많은 양의 아스코르빈산을 복용해야 한다는 것이다.

실제로 김종일 회원과 김연자 회원의 남편분은 수술과 항암제, 방사선 치료를 전혀 하지 않고 위암을 극복했다. 그 외에도 나의 '암 극복 5대 요법'으로 암을 이겨내고 건강한 삶을 살아가는 환자들이 많다.

다만 '암 극복 5대 요법'으로 치료를 할 때는 확고한 믿음을 가지고 꾸준히 실행해야 한다. 단지 흉내를 내는 정도로 그치거나 치료 과정에서 맞닥뜨리는 수많은 함정에 빠진다면 불안한 마음에 계속하기 힘들다. 확고한 믿음을 가진 사람들만이 '암 극복 5대 요법'을 철저히 지켜 암을 이겨낼 수 있다.

이외에도 항산화제 주사와 제품들이 많이 나와 있지만 효능을 일일이 확인할 수는 없다. 나를 비롯해 많은 환자들이 경험한 것에 따르면 비타민 종류는 무엇이든 상관없고, 부족한 영양소를 보충하는 제품은 복용해도 된다. 협심증이 있는 나는 오메가3를 꾸준히 복용을 해왔고 낫토키나제는 3년 동안 복용했다. 그 외에 비타민 종류를 번갈아 가면서 섭취하고, 비타민D 주사는 3개월에 1회씩 맞았다. 이런 제품들은 큰 부작용이 없지만 검증되지 않았는데도 불구하고 가격이 비싼 제품이나 주사는 신중을 기해야 한다.

부록

코로나 백신의
부작용과 예방법

   암과의 싸움도 힘든데, 코로나로 인해 전 세계가 몸살을 앓고 있습니다. 우리나라에도 하루 감염자가 4000명을 넘어서고 위중증 병상이 없어 대기자가 1000명을 넘어서고, 사망자도 속출하고 있습니다.(2021년 11월 28일 기준) 1차 접종률이 80%를 넘어섰고 2차 접종률도 80%에 육박하지만 감염자는 늘어만 가고 있습니다. 유럽은 백신 유효 기간을 6개월로 제한하고 6개월 후에는 추가 백신을 맞아야 한다는 조치를 내놓고, 미국은 추수감사절 행사를 앞두고 비상이 걸려 있는 상태이고 각국은 또다시 여행을 제한하는 등 빗장을 걸어 잠그기 시작합니다.

   아프리카에서는 백신도 무력화한다는 변이 바이러스 '누' 바이러스가 아프리카 보츠와나, 남아공서 10여 건 발견되고, 오미크론 변이 바이러스가 이미 유럽 각국 그리고 미국에도 상륙했을 것으로 보여 다우지수가 폭락을 하는 등 전 세계가 비상사태에 들어갔습니다. 스파이크에 유전자 돌연변이 32종 델타보다 전파력이 훨씬 강한 돌연변이 바이러스가 생겨나기 시작했으며, 앞으로도 또 다른 변종 바이러스가 생겨날 것으로 보입니다. 그 심각성이 우리가 상상하는 이상일 수도 있다는 생각도 듭니다. 거기에다가 독감까지 겹쳐 독감 백신까지 맞기를 권장하고 있는데 작년에 독감 백신으로 인해 150명 정도 사망한 것은 언론에 보도되었고 코로나 백신으로 인한 피해자도 그 수가 엄청납니다.

  자세한 통계 자료를 제공해 주지 않아 정확히 알 수는 없지만 백신 접종 후 사망한 가족들이 언론에 계속 나와 하소연을 하는 것으로 보아 백신 후유증으로 인한 부작용이 심각한 것으로 보입니다. 얼마 전에도 27세, 29세의 건장한 젊은 청년이 의료진이라서, 봉사하는 봉사자라서 백신을 맞았는데 백신 접종 후 몸에 반점이 생기고 머리카락이 빠지고 정신이 혼미해지고 구토 한기가 오고, 혈소판 수치가 떨어지면서 사망에 이르렀습니다. 근력이 평상시의 70~80%로 떨어지고 뇌 손상으로 연결되기도 하는 여러 형태의 부작용이 나타나지만 이의 신청을 해도 질병관리청에서는 전혀 책임을 지지 않으니 소송을 해 봐야 백신 때문이라는 것을 일반인이 검증하기는 힘든 일이라 승소를 할 수가 없는 것이 현실입니다.

그런데 이런 부작용을 호소하는 사람들이 벌써 33만 명이나 되고 사망자도 1,000명이나 됩니다. 이것도 보고된 것만 이런 숫자이니 보고되지 않은 피해자는 집계가 되지 않은 것입니다. 보건복지부 장관이나 질병관리청장은 언론사의 인터뷰 자체를 거절합니다. 코로나 독감에 걸리지 않기 위해서 백신을 맞는데 이렇게 많은 사람들이 사망을 하고 부작용이 생긴다면 무엇 때문에 백신 접종을 권유하고 맞는 것인지 이해할 수가 없습니다. 모든 백신은 다 부작용이 있지만 이제는 믿었던 화이자, 모더나 백신도 부작용이 속출해 믿을 수가 없습니다. 이미 코로나로 인해 유럽은 300만 명 이상의 사망자가 발생했고 오미크론 변이 바이러스에는 백신도 무력화될 수 있다는 충격적인 소식이 전해지고 있습니다.

국민의 목숨을 이렇게 가벼이 여겨도 되는 것인지 참으로 화가 나고 안타깝습니다. 저는 사실 이런 부작용을 백신 조기부터 감지했기 때문에 저의 유튜브 15회 방송과 21회 방송, 36회 방송에서 상세히 예방법과 코로나 독감이 걸렸을 때 대처법을 설명해 드렸지만, 워낙 구독 인원이 적은 유튜브다 보니 홍보가 되지도 않았고, 또 무엇보다 믿음이 없다 보니 실천을 하지 않으시는 것 같습니다. 다시 한번 강조를 드리면 독감이나 코로나는 면역력이 떨어져 찾아오는 병입니다. 인간은 태어날 때부터 치명적인 약점을 가지고 태어납니다. 바로 자체적으로 비타민 C를 생산하지 못한다는 것입니다. 해서 평생 감기와의 싸움을 하게 되지요. 글루타치온은 자체적으로 생산을 하지만 이마저도 나이가 들면서 생산량이 줄어들고 각종 스트레스로 추위, 더위, 각종 질병과의 싸움으로 음식에서 조금씩 모아 놓았던 비타민 C와 글루타치온 등 영양소가 소비됨으로 코로나에 대응하지 못하는 것입니다.

하지만 대부분의 동물들은 자체적으로 비타민 C를 만들어 내기 때문에 감기에 거의 걸리지 않고, 코로나도 걸리지 않는 것입니다. 헌데 비타민 C나 MSM은 수용성이라 우리 몸에 저장이 되지 않고, 소변으로 배출이 되기 때문에 평생 섭취해 줘야 하고 비타민 C와 MSM이 있어야 콜라겐이 합성된다고 제가 강조드렸습니다. 아무리 비타민 C나 MSM을 섭취해도 우리 몸에 저장이 되지 않고, 소변 등으로 배출되기 때문에 지속적으로 평생 섭취해야만 콜라겐이 만들어져 근육이 생기고 피부가 좋아지고 온몸의 장기 기능이 서서히 좋아져 확실한 면역력을 바탕으로 코로나와 독감, 그리고 미래에 찾아올 수 있는 신종 바이러스에 대응할 수 있는 것입니다. 스페인 독감으로 약 5천만 명이 사망했고, 페스트로는 유럽 인구의 1/3이 사망했다고 알려져 있으며, 괴혈병으로는 인간의 수명이 현저히 줄어들었습니다. 이 모든 것이 비타민 C, 글루타치온 등 여러 가지 영양소의 결핍 때문에 일어난 것인데, 각종 영양소를 보충해서 면역력을 키울 생각은 하지 않고 엉뚱한 치료에 매달리고 있으니 참 답답합니다. 또한 잘못된 인간의 상술에 의해 효과가 없는 비타민 C나 MSM 제품이 난무하는 탓에 수많은 사람들이 면역력을 키우지 못하는 것도 사실입니다. 면역력을 키워 코로나 독감을 이겨내시고 오미크론 변이 바이러스, 그리고 앞으로 올 수 있는 바이러스 질병과 암을 치유하시고 예방을 하셔야 합니다. 비타민 C, MSM, 콜라겐 그리고 여러 면역제품의 복용으로 코로나에 대비하시기 바랍니다.

비타민 C 정맥주사를 취급하는 병의원 목록

■ 서울

병원명	주소	전화번호
참다나의원	서울시 서대문구 연희로 139-6 고려빌딩	02-337-3588
강남큰사랑요양병원	서울시 강남구 논현로2길 30	02-3461-4320
서울좋은세상제암의원	서울시 서초구 방배로 115	02-1800-7585
연세사랑요양병원	서울시 송파구 방이동 114-3	02-2203-6100
서울미래드림의원	서울시 관악구 남부순환로 1952 세한빌딩 6층	02-875-7507
메디원의원	서울시 구로구 경인로 306 미서빌딩 2층	02-2611-0050
서울제니스병원	서울시 광진구 구의동 80-25	02-3436-8888
서울송도병원	서울 중구 다산로 78 송도병원 서울 시니어스타	02-2231-0900
박가정의원	서울시 노원구 상계로27길 15 석경빌딩	02-936-4644
안재민가정의학과의원	서울시 강서구 45길 49-5	02-2602-2805
포근한맘요양병원	서울시 도봉구 삼양로 606	02-986-9977

병원명	주소	전화번호
효사랑의원	서울시 송파구 충민로2길34	02-407-2228
닥터손의원	서울시 강동구 천호대로1027 동원천호빌딩 3층	02-477-8885
이화플러스 의원 이연구	서울시 강서구 화곡로 398 삼성홈플러스 강서점 4층	02-3665-0965
홍석호내과의원	서울시 은평구 통일로730 보광빌딩	02-357-0240
금천수요양병원	서울시 금천구 남부순환로1400 1동	02-838-5558
이우 요양병원	서울시 은평구 불광로13길 15	0507-1495-0703

■ 경기도

병원명	주소	전화번호
동탄서울내과의원	경기도 화성시 동탄순환대로 127-5 5층	031-831-8363
분당나라의원	경기도 성남시 분당구 중앙공원로 35	0507-1406-0542
가평청심국제병원	경기도 가평군 설악면 미사리로 267-177	031-589-4682
양평연세푸르른소아청소년과	경기도 양평군 양평읍 역전길 24 오성프라자 3층	031-772-0173
생생우리누리요양병원	경기도 양평군 용문면 우나람길 63	031-775-1122
파주한강요양병원	경기도 파주시 파평면 첯송로652번길 14	070-4422-2160
기평칭심국제병원	경기도 가평군 설악면 미사리로 267-177	032-589-4682
경기베스트가정의학과	경기도 부천시 오정구 소사로 706	032-677-7582
소망요양병원	경기도 문산읍 문항로 93	031-529-7579
안중서울의원	경기도 평택시 안중읍 안현로2길20	031-682-5127
부천가은병원	경기도 부천시 마니로24번길43-17	032-667-0114
경기아산장편한내과	경기도 남양주시 진접읍 장현리 59-3 4층	031-527-0062
경기사랑의외과의원	경기도 수원시 장안구 영화동 403-3	031-241-0618
경기에덴요양병원	경기도 남양주시 수동면 내방리 380번지	031-590-7575
지샘병원	경기도 군포시 구포로 591	031-389-3000

병원명	주소	전화번호
상경원인터메드요양병원	경기도 여주시 강천면 걸촌동길 33-4	1600-5075
리더스 도준한방병원	경기도 수원시 권선구 금곡로 219 리더스빌딩 5층	0507-1487-2252
로하스의원	경기도 고양시 일산서구 탄현로 136 상가동 2층 206호	0507-1349-2256
루카스 건강검진센터 닥터송내과	경기도 안산시 단원구 고잔동 716	1833-5113
고려메디웰의원	경기도 안산시 단원구 광덕대로 181 by★빌딩	031-475-2727
연세엘림요양병원	경기도 수원시 장안구 수성로 341 해바라기 요양원	031-255-0006

■ 충청도

병원명	주소	전화번호
삼성가정의학과의원	충북 청주시 서원구 무봉로 65-2	043-263-2227
서산중앙병원	충남 서산시 수석산업로5	041-661-1000
탑요양병원	충북 청주시 서원구 구미평동 103-2	043-296-5000
예일가정의학과의원	충남 천안시 서북구 늘푸른6길41극동늘푸른A상가	041-522-5114
노정형외과의원	충북 제천시 의림대로222 두손메디칼센타	043-652-5000
메디움 요양병원	충남 천안시 동남구 유량로180	041-413-7100
서울가정의학과의원	충북 청주시 상당구 산성로 68 청주치과의원	043-224-7511
청주복음병원	충북 천주시 서원구 사직대로 160 에텐하트리움	043-264-1000

■ 제주·강원도

병원명	주소	전화번호
선한병원	제주도 제주시 중앙로 6116	064-722-0054
미소의원	제주도 제주시 노연로 29 2층	064-751-7373
세중힐링의원	강원도 춘천시 공지로333번길 8	0507-1435-5756

병원명	주소	전화번호
제일의원	강원도 동해시 오일장길 30	033-522-2345
이명호내과의원	강원도 강릉시 솔올로5번길 40	033-645-7747
델포이내과의원	강원도 강릉시 옥가로 52	033-648-1589
원주 연세의원	강원도 원주시 흥업면 남원로70 연세빌딩 2층	033-766-7881
원주바른요양병원	강원도 원주시 신림면 용소막길 20-1	033-762-0125
한라힘내과	제주도 서귀포시 동문로 5	064-762-7579

■ 인천

병원명	주소	전화번호
치유한방의원	인천시 미추홀구 경원대로 442	032-212-7676
에이스가정의원	인천시 부평구 마장로242번길 5	032-507-2140
인천현대 가정의원	인천시 남구 매소홀로 355	032-214-2214
인천SB나눔제일의원	인천시 계양구 박촌동 25-32	032-544-6863

■ 대구

병원명	주소	전화번호
파티마내과의원	대구시 남구 성당로 152-1 1층	053-623-9797
대구로하스속내과	대구시 달서구 월성동 1269-1	053-422-7579
에스제통마취통증의학과의원	대구광역시 수성구 청수로 198 경동빌딩 4층	0507-1473-7579

■ 부산

병원명	주소	전화번호
신대암요양병원	부산시 해운대구 해운대로91번길 21-13	051-688-9528
다대안심내과의원	부산시 사하구 다대로 556 6층	051-261-7800
성낙현내과의원	부산시 북구 사랑로 163	051-338-4664
파크병원	부산시 사하구 가치고개로 79-1	051-201-8787
사랑의 병원	부산시 수영구 수영로 711 센텀사랑의 병원	051-996-0015

■ 경상북도

병원명	주소	전화번호
좋은선린병원	경북 포항시 포항북구 대신로 43	054-245-5000
김천제일병원	경북 김천시 신음1길 12	054-420-9300
포항 닥터웰의원	경북 포항시 남구 오천읍 남원로 75	054-293-3010
장성성모병원	경북 포항시 북구 새천년대로 1222	054-256-4700
안동빛으로병원	경북 안동시 경동로1462-68	1670-3331
김승기 가정의학과	경북 구미시 형곡로179	054-451-0363
경북세연의원	경북 경주시 충효동 2955-3	054-743-5975
문경중앙병원	경북 문경시 중앙로 117018	054-555-2011
의성제일요양병원	경북 의성군 의성읍 홍술로 94 (원당리 84)	054-988-9878
언더로뎀요양병원	경북 칠곡군 동명면 기성10길24	053-325-7100
예천성소내과	경북 예천군 예천읍 시장로 123	054-988-9878
김천 남산종합의원	경북 김천시 김천로 192	054-434-2111

▪ 광주

병원명	주소	전화번호
엘리암요양병원	광주시 북구 태봉로 46	062-571-7000
첨단가족연합의원	광주 북구 첨단연신로 184	0507-1324-8876

▪ 전라도

병원명	주소	전화번호
씨에스나무병원	전남 여수시 도원로 164-1	061-433-1004
금구의원	전북 김제시 금구면 봉두로 91	063-548-7525
순천정원요양병원	전남 순천시 풍덕동 881-1	061-746-2300
아름다운 요양병원	전남 목포시 백년대로267	0507-1301-8101
하늘내과의원	전북 전주시 완산구 흥산1길21 서희스타힐스2층	063-727-0005
전북 모현 현대의원	전북 익산시 모현동1가292-10	063-858-0160
순천베스트의원	전남 순천시 충효로15, 4층	061-746-0707
비타민금구의원	전북 김제시 금구면 봉두로 91	063-548-7525

▪ 울산·경남

병원명	주소	전화번호
제니스병원	울산시 남구 번영로 160 제니스타워	052-247-5009
동행의원	울산시 중고 반구정16길 4-1	052-700-6200
보람요양병원	울산시 울주군 온양읍 덕남로 233	052-2312-8700
양산 행복한가정의원	경남 양산시 상북면 반회서4길 12-23	055-374-7582
경남성미카엘요양병원	경남 창원시 의창구 사림동 106-7	055-264-6007
창원가족사랑의원	경남 창원시 마산회원구 구암남1길 78	0507-1448-9778

병원명	주소	전화번호
북신내과	경남 통영시 중앙로 281 2층	055-649-3455
좋은연인요양병원	경남 밀양시 삼랑진읍 천태로 355-00	055-649-3455
울산푸른내과	울산시 중구 장춘로 114	052-242-1555
미소가정의학과의원	경남 진주시 금산면 금산순환로34	055-753-2177
남혜주의원	울산시 울주군 범서읍 점촌4길26	052-211-7682
진주예의원	경남 산청군 신안면 원지로4번길2	055-972-7111
심산서울병원	경남 창원시 의창구 평산로 96 웰빙프라자 4층 401호	055-251-0888
범서사랑요양병원	울산시 울주군 범서읍 구영로 94 엠프라자	052-211-9393

■ 대전

병원명	주소	전화번호
참조은이비인후과	대전시 동구 은어송로 60 지티엠빌딩	042-272-0075
대전서울내과의원	대전시 중구 목중로 54번길 50	042-256-7585
둔산라파엘의원	대전 서구 둔산로31번길 10-23	042-488-5375
대전생태요양병원	대전 중구 보문산 공원로473	042-222-5568

에필로그

확신과 의지로 일어선 사람들

암을 극복한 사람들의 이야기

갑상선암 최민억 님

2021년 1월 9일

수술 후, 항암제와 방사선, 아무것도 하지 않았습니다. 리더님의 '암 극복 5대 요법' 말고는 아무것도 듣지도 관심을 두지도 않았습니다. 저는 2019년 5월 밴드에 가입한 갑상선 유두암 환자입니다. 피막 침범, 림프절 원격 전이가 되어 1~2기쯤 되는 것 같습니다.

암 진단을 받고 한 번도 아픈 적 없었는데 6개월 후 왼쪽 쇄골이 부서지듯 아팠습니다. 암이 없어지는구나 생각했습니다. 17개월간 암의 크기에 변화가 없었는데 2020년 3월 갑상선 초음파를 해 보니 전이가 없다고 하며 반절제가 가능하다고 했습니다. 기뻐하며 다른 병원을 가 보니 무조건 전절제 수술을 종용했습니다.

2019년 3월 처음 암 진단을 받았을 때부터 갑상선암이 가까운 근육 조직에 피막 침범된 상태였고, 크기가 1cm이며, 림프절과 측경부, 목

중간까지 전이되어 있었습니다.

리더님과 통화하면서 17개월 동안 '암 극복 5대 요법'(비타민 C 정맥주사, 고용량 비타민 C와 MSM 복용, 운동, 배변, 정신력)을 실천했는데 왜 크기 변화가 없는지 문의했습니다. 리더님은 그럴 리가 없다며 아마도 암이 다 죽은 흔적일 것이라고 했습니다. 그리고 부족한 음식과 운동에 좀 더 강도를 두자고 했습니다. 시간이 걸리더라도 지금처럼 유지하라고 말입니다.

그래서 정밀 검사를 한번 해 봐야겠다는 생각을 했습니다. 펫시티(PET CT)는 2mm까지 원발 및 전이된 병변을 확인할 수 있다고 해서 2020년 12월 21일에 찍어 보니 아래처럼 결과가 나왔습니다.

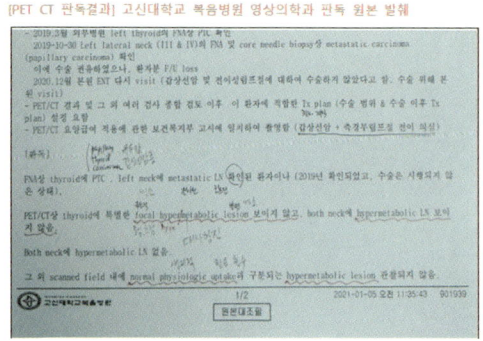
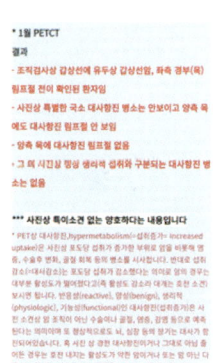

이 결과를 봤는지는 알 수 없지만 담당의는 2월에 수술을 하자고 했습니다. 저처럼 흔적은 있는데 암 활동이 없는 경우도 있으니 펫시티를 꼭 찍어보시기 바랍니다. 초음파에는 암이 나타나기 때문입니다. 저와 같은 경우가 있으니 단 한 톨이라도 투병에 도움이 되었으면 합니다.

위암 김종일 님

2021년 1월 24일

건강 전도사 박점수 씨와 소년 시절 한 동네 친구입니다. 친구의 투병을 밴드를 통해 응원해왔죠. 그때만 해도 저에게 이런 일이 생길 줄은 몰랐습니다.

2020년 3월 정기적으로 받는 위 내시경에서 1cm 종양을 발견하고 조직 검사 결과 현재는 음성이지만 그냥 두면 양성으로 돌변한다고 해서 8월 13일 위 내시경 시술을 했습니다. 30분 정도면 끝날 줄 알았는데 1시간 조금 넘게 걸렸습니다. 의사의 말로는 1cm 종양이 4cm로 커져 무리해서 시술했다는 것입니다. 조직 검사 결과 암이라고 했습니다. 다행히 CT상으로는 전이된 곳이 없어서 3개월 후 위 내시경을 해보고 종양이 남아 있거나 다른 위치로 옮겼다면 복강경 위 절개 수술을 해야 한다고 했습니다. 고민 끝에 친구에게 전화를 하니 고맙게도 3시간이나 운전해서 즉시 달려와 주었습니다.

회포를 풀 기분도 아니고 건강 얘기만 하다가 절개 수술을 하면 큰 고생을 하게 되니 친구의 말을 믿고 '암 극복 5대 요법'을 하기로 결심했지요. 비타민 C 80g을 주 3회 주사하고 매일 식사 후 비타민 C 30g, MSM 30g 먹고 7시 기상하여 우이령고개를 약 3~4시간 등반해도 피곤하지 않았습니다. 3개월 후 다시 위 내시경을 해 보니 위 내부가 깨끗하고 조직 검사에서도 암이 발견되지 않았습니다.

자궁암 전래영 님

2021년 3월 3일

아직 빠른 감이 있지만 망설이고 계시는 환우님들이 하루라도 빨리 시작하셨으면 하는 바람에서 적어봅니다. 저는 자궁경부암 3기로 항암 6회, 방사선 치료 35회를 받았으나 6개월 후 재발해서 수술했습니다. 수술 후 침상에서 리더님의 유튜브를 보고 통화한 후 바로 퇴원하면서 비타민 C 정맥주사, 경구용 비타민 C와 MSM을 주문해서 시작했습니다.

지금은 수술한 지 8개월 되었는데 정상인보다 더 건강하고 피부도 좋아지고 체력도 좋습니다. 리더님의 '암 극복 5대 요법'을 읽고 또 읽고 외우다시피 하면서 실천했습니다. 잘 먹고 운동하고 배변에 신경 쓰고, 나는 환자가 아니라고 최면을 걸며 살고 있습니다.

2020년 9월 17일과 2020년 12월 31일 MRI 결과 아주 깨끗하다는 통보를 받았습니다.

비타민 C 정맥주사는 20g에서 시작해 점차적으로 70g까지 늘리고 주 3회 3개월간 맞았습니다. 몸이 좋아지면서 80g으로 늘려 지금까지 주 3회 꾸준히 맞고 있습니다. 고용량 비타민 C와 MSM은 3g으로 시작해서 지금은 하루 30g을 꾸준히 먹고 있습니다.

2021년 7월 21일

수술하고 1년이 지난 시점에 CT 검사한 결과 유방과 임파선이 부어 있다고 해서 유방 초음파를 찍고 7월 16일 다시 결과를 보러 갔습니다. 결과는 깨끗하다는 것이었습니다. 이대로만 유지되면 괜찮다는 주치의의 말에 딸과 함께 눈물을 흘리고 말았습니다.

저는 전도사님의 말씀을 믿고 따랐습니다. 비타민 C 정맥주사 80g, 고용량 비타민 C와 MSM을 하루 30g씩 섭취하고, 밥 세 끼 잘 먹고 배변도 원활하게 하며 하루 8,000보씩 걸었습니다. 나는 살 수 있다, 이길 수 있다는 생각으로 정신력은 더없이 좋습니다. 내년 이맘때도 좋은 결과를 올릴 수 있도록 노력하고 열심히 살아보겠습니다.

직장암 김황기 님

2017년 7월 5일

비타민 C 정맥주사를 맞기 위해 인터넷에 들어가 내가 사는 곳에서 가까운 병원을 검색해보았습니다. 수원에 있는 요양병원에 가서 상담을 하니 원장님이 비타민 C 정맥주사에 대해 매우 부정적이었습니다. 비타민 C 정맥주사를 맞고 암을 치유할 확률이 1%도 안 된다고 하시더군요.

그래서 박점수 님 이야기를 했더니 코웃음을 치며 그런 일이 있다면 천지가 개벽할 일이고 세상이 발칵 뒤집힐 만한 일이라며 저를 한심한 사람 취급했습니다.

그래서 저는 조금 먼 거리라도 분당의 ○○의원을 찾아 오늘 3일째 비타민 C 정맥주사를 맞으며 한 손으로 이 글을 씁니다. 암 환자들에게는 골든 타임이 있습니다. 암 환자들은 수많은 자연요법을 권유받을 수 있습니다.

한번 암 치료 방법을 잘못 선택하게 되면 골든 타임을 놓쳐 치명적인 결과를 가져올 수 있습니다. 아무쪼록 내가 선택한 비타민 C 정맥주사가 절망 속에서 한 줄기 밝은 희망의 빛이 되기를 바랍니다.

2017년 7월 8일

저는 직장암 3기 진단을 받고 선항암 젤로다 2주 복용과 방사선 치료(임상 실험) 10회를 받았습니다. 그러나 재검 후 항문을 제거하고 영구 장루를 해야 한다는 말을 들었습니다. 저는 수술을 하지 않고 비타민 C 정맥주사를 맞기 시작했습니다. 지금은 3회 맞았고 끼니마다 비타민 C와 MSM을 복용하고 있습니다.

이제 7일째 되어갑니다. 처음에는 설사가 심하고 먹기가 어려웠지만 끝까지 참고 먹었습니다. 지금 내가 할 수 있는 유일한 방법은 이것밖에 없기 때문입니다.

2017년 7월 19일

위암 수술을 받은 지인에게 암은 재발과 전이가 위험하다고 설명하며 비타민 C 정맥주사 요법을 권했습니다. 그는 이미 알고 있는데 수원 요양병원에서 입원하라고 해서 그만두었다고 했습니다. 그까짓 비타민 C 정맥주사 맞는데 입원까지 할 필요 있냐고 조금 우습게 보더군요. 외래로 주사만 맞는다고 하면 영리를 추구하는 병원 입장에서 반갑지 않겠지요. 그리고 환자의 입장에서는 가격이 싸다고 무시하는 경향이 있습니다. 살다 보면 기회라는 것이 찾아오는데 눈에 보이지 않으니 믿지 못해 놓치고 말죠.

제가 다니는 병원에서 치료받는 환우분들은 거의 재발이나 전이된 환자들입니다. 얘기를 나눠보니 암은 병기가 중요한 것이 아니라 재발이나 전이가 되지 않도록 관리하는 것이 중요한데 비타민 C 정맥주사를 맞으면서 이제야 안심이 된다고 했습니다.

2017년 9월 26일

수원에 있는 성빈센트병원 외과에 3개월마다 정기적으로 검사하는 CT와 MRI, 흉부 엑스레이 결과를 보러 갔습니다. 담당 의사는 검사 결과를 한참 쳐다보고 항문 수지검사 후에 무엇을 원하느냐고 물었습니다. 저는 정기 검사 결과를 알고 싶어서 왔다고 대답했습니다.

의사는 직장암 3기는 수술을 하지 않고 방사선 치료와 항암제 치료만으로 나을 수 있는 확률이 거의 없다고 했습니다. 그리고 항문 제거 수술을 하고 영구 장루를 하고 살아야 하는 불편함이 있지만 수술을 하지 않으면 폐나 간 등 다른 장기로 재발되어 죽는다고 강하게 경고하는 것이었습니다. 결국 수술을 해서 전이를 막아야 한다는 것입니다.

다른 분들은 암의 크기가 몇 센티미터 하는 식으로 나타난다고 하는데 저는 어떻게 나타나냐고 물어보았습니다. 암이 있던 자리는 MRI상으로 흔적만 보이고 항문 수지검사상으로는 만져지지 않지만 원발암이 있던 자리에 암이 있는지는 수술을 하여 현미경으로 확대해봐야 알 수 있다고 했습니다. 다른 곳으로 전이되지는 않았지만 수술을 하지 않고 방치할 경우에는 10명 중 9명은 말기 암으로 전이되어 항암제 치료를 하더라도 2년 안에 죽는다는 것입니다. 전이되기 전에 수술하는 것이 좋다는 여운을 남기며 3개월 후에 다시 검사하자고 결론을 내렸습니다.

9월 7일 암을 처음 발견한 병원에서 직장 내시경을 다시 하고 암이 있던 자리의 조직 검사를 한 결과 암이 없다는 결과를 얻었다며 CD를 보여주었습니다. 담당 의사는 의원급 의사들이 뭘 아냐고 화를 냈습니다.

3개월 전 정기 검진 때 담당 의사에게 물었습니다. 관리를 잘하라고 하시는데 비타민 C 정맥주사를 맞으면 어떻겠냐고 했더니 한마디로 소용없다고 했습니다. 담당 의사는 제가 비타민 C 치료를 하는 것을 모르고 답답하게 느껴졌을 것입니다.

의사는 원발암이 있던 자리에는 암이 보이지 않지만 눈에 보이지 않는 미세 암들이 남아 다른 곳으로 전이될 수 있으니 수술을 하라는 것이었습니다. 저는 항문 없이 살아가느니 수술을 하지 않고 비타민 C와 MSM을 복용하면서 즐겁게 살기로 결정했습니다.

2017년 10월 28일

지난 10월 25일 정기 건강 검진을 하다가 대장 내시경으로 암을 발견한 안중읍의 조은내과에 갔습니다. 지난 9월에 직장 내시경과 암 발생 부위의 조직 검사를 했던 병원이었죠. 원장 의사와 상담 중 수원성빈센트 병원에서 10월에 찍은 MRI 판독 결과 암의 흔적이 남아 있었는데 항문 제거 수술을 하지 않는다고 꾸중을 들었다고 말했습니다.

의사는 항문 제거 수술을 하는 것이 원칙이라고 했습니다. 그래서 저는 수술을 하지 않고 고용량 비타민 C 정맥주사와 비타민 C 메가도스 요법으로 관리하고 있다고 했습니다. 그러자 효능이 없는 것으로 판명된 치료법이라고 하면서 IVC(고용량 비타민 C 정맥주사) 치료는 혈중 농도를 높여 암세포를 죽이는 방법인데 정맥주사로는 목표 혈중 농도에 오를 수 없다고 강력하게 주장했습니다.

제가 국내에서 시행하는 병원들이 많이 있고 대학병원에서도 하고 있다고 강조하니 의사는 나를 고집이 세고 허무맹랑한 치료법에 넘어간 불쌍한 사람 취급을 했습니다.

의사와 말다툼 식의 상담을 끝내고 나니 의기소침해졌습니다. 이런 때일수록 긍정적으로 대처하자는 마음으로 박점수 님의 〈암극복 이야기〉 정신력 편을 다시 읽어 보고 정신을 똑바로 차려 나태해지지 말고 치료에 집중해야겠다고 생각했습니다.

그리고 어제 서*화 님의 암 치료 투병기가 올라와 반가운 마음에 읽었습니다. 사실 10개월 동안 비타민 C 정맥주사를 주 3회 맞는 것은 의지가 강하지 않으면 힘든 일입니다.

이제 한 달만 더 시행한 후에 직장암 명의가 있는 서울의 대학병원에 가서 정밀 진료를 받아볼 생각입니다. 비타민 C 정맥주사 요법으로 치료를 받으며 우리는 외롭게 암과의 사투를 벌이고 있습니다.

내가 치료받는 수원성빈센트 병원의 담당 의사는 수술을 하지 않으면 2년 안에 다른 부위에 전이되어 죽는다고 했습니다. 암과의 싸움에서 박점수 씨가 승리했듯이, 유방암 3기 서○화 씨가 승리하였듯이, 나도 승리할 것이고 〈암극복 이야기〉의 모든 환우님들도 승리할 것입니다.

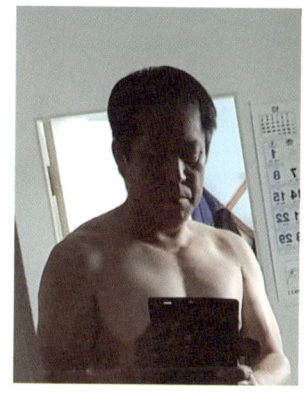
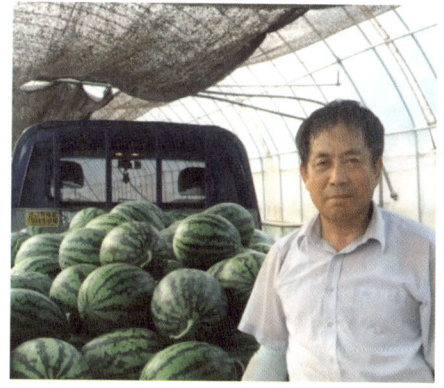

2018년 3월 28일

암 발병 후 세 번째 정기 검진을 받았습니다. 모든 것이 좋다고 합니다. 언제나 병실 앞에서 대기하며 혹시나 다른 곳으로 전이되지 않았을까 불안하고 초조한 마음으로 차례를 기다리다가 저의 이름이 호명되고 담당 의사 앞에 앉기도 전에 직장 수지검사를 하자고 했습니다. 그러고는 모든 검사 결과가 좋다고 했습니다. MRI상에 암이 있던 자리는 흔적만 남아 있고 수지검사로도 만져지지 않고, 이제 발병 후 1년이 지났으니 앞으로는 6개월에 한 번씩 와서 검사하자는 것이었습니다.

발병 후 두 번째 정기 검사 때 20분 동안이나 수술을 하지 않으면 2년 안에 죽는다고 항문 제거를 하고 영구 장루를 해야 한다고 했습니다. 담당 의사에게 고용량 비타민 C 정맥주사 얘기를 꺼냈다가 야단만 맞았습니다.

그때 수술에 동의했다면 지금 저는 영구 장루를 차고 남은 생을 살아야 했을 겁니다. 지난 9개월 동안 주 3회 고용량 비타민 C 정맥주사를 맞던 기억이 주마등처럼 스쳐 지나갑니다. 비타민 C 메가도스 요법도 설사가 심해서 무척이나 고생했습니다.

박점수 님이 병원 치료를 포기하고 말기 암을 이겨내신 것처럼 저도 직장암 3기를 수술하지 않고 이겨냈습니다. 고용량 비타민 C 정맥주사를 맞고 비타민 C, MSM 메가도스 요법으로 관리했고, 앞으로도 지속할 것입니다. 저는 어느 정도 전이의 공포에서도 벗어났습니다.

67세의 나이에 말기 암으로 수술하고 장기를 여러 군데 잘라낸 몸으로 마라톤을 완주하신 박점수 님이 암을 극복한 것처럼, 65세 직장암 3기에 수술을 하지 않고 이겨낸 저처럼 모든 회원님들도 모든 암을 극복할 수 있을 것이라고 믿습니다.

위의 글은 공동 리더이신 김황기 님의 1년에 걸친 투병기를 정리한 것입니다. 믿음과 실천으로 대장암 3기를 수술 없이 완쾌하신 김황기 님의 강한 정신력에 다시 한번 큰 박수를 보냅니다. 2020년 7월 현재까지도 재발 없이 건강하게 엄청난 양의 농사를 지으시며, 〈꿈과희망농장〉이라는 유튜브 활동은 물론 〈암극복 이야기〉 밴드의 회장으로 봉사하고 계십니다. 김황기 님과 회원 여러분 모두의 건승을 기원합니다.

폐암 유헌재 님

2018년 6월 21일

노르웨이의 피오르드, 백야, 북유럽의 자작나무숲, 무더위를 피해 떠난 북유럽 여행의 여독이 채 풀리기도 전인 2017년 8월 서울 S병원의 정기 검진 결과 항암 치료를 해야 한다는 결과를 받았습니다.

2016년 11월 수술과 방사선 치료 20회를 하고 다 나은 줄 알았습니다. 2017년 1월 베트남, 4월 미국, 7월 북유럽과 러시아 등 40여일간 여행하고 정기 검진을 했는데, 하복부와 가슴 왼쪽 목 부근 림프까지 전이되었다는 결과를 받았습니다. 하늘이 노랗게 되는 경험을 처음 했습니다. 폐암 3기 판정을 받고 팍팍한 맘을 달래려고 무리해서 떠난 여행이 후회되기도 했습니다. 1차 항암제 치료를 받고 며칠 후 불면증과 무식욕의 후유증을 겪으며 암이 무서운 병이라는 것을 처음 알았습니다.

인터넷 검색으로 팔공산 요양병원을 알게 되었고 박점수 님과 같은 병실을 쓰게 되었습니다. 그리고 박점수 님의 투병기를 통해 비타민 C와 MSM 메가도스 요법을 알게 되었습니다. 무릎이 좋지 않아 운동은 박점수 님만큼 할 수 없지만 스틱을 잡고 최선을 다했습니다.

비타민 C 메가도스 요법을 시행한 지 3개월쯤부터 암세포의 크기가 현저히 줄어들었고, 지난 4월에는 암세포가 육안으로 보이지 않는다고 했으며, 6월 펫시티 검사 결과 암세포가 완전히 사라졌다고 했습니다. 여기에 자만하지 않고 현재와 같은 방법으로 꾸준히 시행하려고 합니다.

유헌재 님은 4년이 지난 지금까지 암의 재발 없이 포항에서 건강한 삶을 살고 계십니다.

갑상선암 김미숙 님

2018년 5월 1일

저는 모두들 착한 암이라 불리는 갑상선암을 앓았습니다. 그런데 저에게는 그리 착한 암이 아니었나 봅니다. 2016년 5월 턱밑까지 전이가 되어 수술 범위도 컸고, 두 번의 방사선 치료를 받았지만 재발할 수 있다는 이야기를 들었습니다. 목의 반을 절제한 큰 수술이었기에 목 디스크와 어깨 통증, 등 통증으로 아침이면 스트레칭을 하지 않으면 안 되었고 늘 등이 굽어 있었습니다.

그 후 2017년 9월 다시 수술대에 올라야만 했을 시점에 지인을 통해 비타민 C 메가도스 요법과 건강 전도사님을 소개받았습니다. 며칠 뒤부터 비타민 C와 MSM을 먹기 시작했습니다. 건강 전도사 박점수 님은 제게 비타민 C의 효능만 알려주셨습니다. 선택은 제 몫이었지요.

좀 더 일찍 시작했더라면 재발도, 수술도 하지 않았을 거라는 확신이 듭니다. 부작용이 있거나 고가의 약이었다면 믿고 시작하지 못했을지도 모릅니다.

2017년 11월 두 번째 수술 후에도 병원에서는 재발 가능성을 완전히 배제하지 않았기에 건강 전도사님이 계신 요양병원에서 한 달 요양하며 고용량 비타민 C 정맥주사를 맞기 시작했습니다. 함께 생활하며 제게 늘 해주신 얘기는 잘 먹고 잘 자고 잘 싸고 운동을 게을리하지 말라는 것이었습니다.

모든 암 환자들이 몸이 아파서, 피곤해서, 시간이 없어서라는 핑계로 운동을 멀리합니다. 저는 퇴원 후 지금까지 하루에 1시간 이상 꼭 운동을 하려고 합니다.

저는 고용량 비타민 C 정맥주사를 70g씩 주 3회, 비타민 C와 MSM 메가도스 요법은 하루 세 번 각각 9g과 27g씩 먹었습니다. 그러고 나서 4개월 뒤 3월 7일 정밀 검사 결과 암에서 해방되었습니다.

저에게서 사라진 것은 암뿐만이 아니라 첫 번째 수술 후 찾아온 목 디스크와 등 통증이었습니다. 갑상선 저하증으로 살이 찐 후 찾아온 무릎 통증도 없어졌고, 매달 생리통으로 이틀 정도는 진통제 없이 못 견뎠는데 그것도 이제 먹지 않습니다. 그리고 남들과 약간 달랐던 제 발톱도 정상적으로 돌아왔습니다. 또한 보는 사람들마다 피부가 좋아졌고 생기 있어 보인다고 합니다.

암세포는 정상인들 모두에게 있듯이 건강을 소홀히 할 때면 언제든 다시금 고개를 내밀지도 모르니 지금도 꾸준히 맞고 먹고 있습니다. 저에게 신념을 주신 박점수 님께 감사드립니다. 개개인에 따라 조금 더 빨리 혹은 천천히 몸의 반응이 나타나니 조급해지지 말고 꾸준히 실천하셔서 저를 포함하여 모두 건강해지셨으면 합니다.

유방암 김계순 님

2019년 10월 21일

한결 가벼워진 발걸음으로 부산행 SRT를 타고 이 글을 씁니다. 저는 2017년 2월에 유방암 3중 음성 판정을 받고 분당서울대병원에서 선항암 네 차례와 수술 그리고 방사선 치료 30회를 했습니다. 그러나 같은 해 11월 CT 결과 그동안 보이지 않던 난소암을 추가로 발견하게 되었습니다. 그달에 난소암 수술을 받고 항암을 6회 더 했습니다.

지금 생각해 보니 항암과 방사선 치료를 하면서 CT를 계속 찍어대는 바람에 난소암이 생긴 것이 아닌가 추측해봅니다.

작년 이맘때쯤 비타민 C 메가도스 요법을 알게 되었고, 박점수 리더 님과 통화한 후 확신이 생겼습니다. 그때부터 비타민 C 정맥주사 70g을 주 3회 꾸준히 맞고 MSM과 비타민 C를 매끼 식사 후 9g씩 복용했습니다. 참고로 저는 몸무게가 45kg입니다.

병원에서는 난소암과 유방암은 재발이 잘되니 3개월마다 검사하러 오라고 했지만, 저는 잦은 CT 촬영이 오히려 암을 유발할 수 있다는 생각에 계속 미루다가 1년 2개월 만에 검사했는데 결과는 두 군데 다 완전히 깨끗하다는 것이었습니다.

병원에서도 그동안 1년 넘게 검사를 받으러 오지 않았다고 무척 놀라더군요. 어디서 그런 자신감이 생겼냐고 하기에 웃고 말았습니다. 환우분들도 믿음을 갖고 열심히 비타민 C 메가도스 요법을 하시면 반드시 좋은 결과가 있을 거라고 믿습니다.

췌장암 정후연 님

저는 2017년 6월 췌장암 수술을 받았습니다(2기 B). 그해 6개월 동안 예방 힝암을 하면서 힘들었지만 항암 후 정말 열심히 운동했습니다. 운동만이 살 길이라고 생각하면서요. 해발 650m 높이의 산을 매일같이 올랐습니다.

그러나 암은 저의 소망을 저버리고 간과 폐로 전이되고 말았습니다. 정말 죽고 싶었습니다. 저는 어쩔 수 없이 항암을 다시 시작할 수밖에 없었습니다.

우연찮게 비타민 C를 맞으면 항암이 수월하다고 하여 문산의 소망병원에서 매주 1회 월요일마다 비타민 C를 맞았는데 옆에 계시던 최선영 씨는 주 3회 맞고 있었습니다.

어째서 주 3회씩 맞는지 물어보니 비타민 C가 암을 죽일 수 있다고 했습니다. 그때는 믿지 않았지만 최선영 씨의 전이된 암이 없어진 것을 보고 맹신할 수밖에 없었습니다.

그때부터 횟수를 늘려 주 3회 맞고 추가로 비타민 C와 MSM을 하루에 3회 복용하기 시작했습니다. 간에 있던 암은 항암으로 없어졌지만 폐 쪽은 조금 줄고 더 이상 줄지 않았습니다. 비타민 C 주사 횟수를 늘렸지만 암이 줄지 않아 실망스러웠습니다(2개월 정도 시행). 하지만 3개월 이상 해야 한다는 것을 알고 더 열심히 받기로 다짐했습니다.

의사는 항암제 치료로 더 이상 줄지 않으니 방사선 치료나 수술로 폐에 전이된 암을 제거하자고 했습니다. 마지막 CT를 찍었을 때만 해도 그대로였는데 수술을 위해 펫시티를 찍어보니 깨끗이 사라져서 수술과 방사선이 필요 없으니 2개월 후에 보자고 했습니다.

진료실을 나와서 생각해 보니 비타민 C 덕분에 암이 없어진 것 같습니다. 다른 사람들에게만 일어난 일이 저에게도 일어나니 꿈만 같습니다. 비타민 C 메가도스 요법을 하고 계신 분들에게 희망이 되고 싶어 이 글을 씁니다.

담도암 김진완 님

2018년 6월 담도와 십이지장이 만나는 곳 바터팽대부에 1cm 이하의 작은 혹이 발견되었고, 펫시티를 포함해 모든 검사 결과 바터팽대부암을 확진 받았습니다. 발병 부위는 담도와 췌관이 만나는 십이지장의 팽대부이고 턱밑 림프절, n15, 16림프에 전이되었습니다. 수술 시작 2시간 만에 보호자를 호출하여 림프와 대동맥, 대정맥에 전이된 정도로 보아 수술이 의미가 없으니 예정했던 휘플 수술(소장, 췌장, 담관, 담도의 일부 또는 전부를 잘라내는 수술)을 못하고 담도만 십이지장에 연결한 상태라고 했습니다. 이후 항암제와 방사선 치료를 받았습니다.

 엄청난 부작용과 초주검 과정을 겪다가 천안 메디움요양병원에 입원하게 되었습니다. 수많은 항암제 치료의 정보 속에서 헤매다 비타민 C 항암의 비밀을 알게 되었습니다.

 CT를 찍을 때마다 크기와 전이된 부분이 더 이상 번지지는 않았다는 대답을 들었습니다. 비타민 C 정맥주사 70g과 비타민 C 36g과 MSM 36g을 복용한 지 4개월이 지난 2019년 7월 13일 CT 결과 방사선과 중앙의학 담당 의사 두 분은 그동안 찍었던 사진을 수없이 들여다보시면서 림프에 전이된 암이 모두 없어졌다고 했습니다. 그동안 육체적 정신적 고통의 시간이 생각나 눈물이 앞을 가리고 목이 잠깁니다. 다시 한번 이 모든 기적이 이루어지게 해주신 밴드의 모든 분들께 감사드립니다.

 비타민 C는 우리에게 큰 희망입니다. 5대 원칙과 긍정의 자세로 더 열심히 임하겠습니다.

자궁경부암 천정숙 님

2019년 3월 7일

서울에 사는 자궁경부암 환자입니다. 2015년 1월에 첫 치료를 시작으로 현재까지 재발만 여섯 번째입니다. 초기에 발견되면서 재발이 되어도 계속 1기 정도인데 그사이 작은 수술 두 번, 큰 수술로 자궁, 난소, 림프절까지 다 들어냈고, 항암제 치료 3회, 방사선 치료 30회를 했습니다. 오늘은 항암제 치료 3차가 끝났습니다. 그동안 밴드 게시글을 두세 번 통독하고 리더님과 상담한 후 100% 자신감으로 1월 2일부터 비타민 C 정맥주사를 시작하여 80g을 주 3회 맞고 비타민 C와 MSM은 소량씩 먹어도 설사가 심해서 불성실하게 먹는 편입니다.

이 글을 쓰는 이유는 저에게 일어난 감동과 기적을 통해 투병 중이신 환우님들께 희망과 확신을 드리고 싶어서입니다. 항암제 치료 6차까지 해 보고 암세포가 줄어들지 않으면 질과 방광까지 다 들어내고 소변주머니를 차야 한다는 말에 절박한 심정으로 비타민 C 정맥주사를 시작했습니다. 여섯 번째 재발 결과를 받은 날(12월 중순경) 특수촬영 사진을 찍었는데 1cm 크기의 암세포가 3군데 있었습니다. 그리고 비타민 C 정맥주사는 1월 2일 시작했고 항암제 치료 1차는 1월 17일에 했습니다.

항암제 치료를 한 번 끝낼 때마다 사진을 찍는데 1차에서 암세포가 줄어드는 일은 거의 없다고 하시더군요. 그런데 암세포가 줄어든 게 아니라 깨끗이 없어진 겁니다. 비타민 C 주사가 기적을 만들어낸 겁니다. 의심 없이 100% 확신으로 임하면 효과 또한 100%라고 생각합니다.

유방암 김수정 님

2019년 2월 21일

작년 3월에 유방암 삼중음성 3기 초 진단을 받고 대체 요법으로 데릭 김 박사의 OHP 요법을 두 달간 하다가 몸이 너무 안 좋아져서 5월 말쯤 그만두었습니다. 한방 요법도 알아보고 몇 군데 기웃거리다 6월 중순부터 선항암 8차를 시작했습니다.

그리고 11월 1일에 마지막 항암을 하고 11월 8일 8회 차에 두 번째 내성이 생긴 것 같아 항암을 거부하고 11월 21일 전절제에 림프 7개를 제거했습니다.

내유림프와 폐결절이 있다고 들었는데 폐결절 부분은 암인지 아닌지 더 지켜봐야 한다고 하시더군요. 항암 중에 CT 검사에서 3.7mm로 작아졌다는 말을 들었는데 유방암 수술 후에는 폐결절인지 아닌지 정확히 모르겠다는 이문의 답변만 들었습니다.

12월 14일부터 젤로다 항암약을 두 차례 복용했는데 부작용으로 손발이 까맣게 되고, 손에 뜨거운 물이 닿으면 예전과 달리 쓰라림과 저림 증상이 나타나고 치아도 변색되었습니다.

암센터에서 예정되어 있던 방사선 치료는 취소했습니다. 30분 동안 28차를 해야 한다고 했는데 수술 후 목이 안 좋아서 모의 방사 시 10분을 누워 있는 것도 힘들어서 알아보다가 세브란스에서 방사를 받기로 했습니다. 그리고 1월 26일 오후 6시에 첫 방사를 받으러 갔다가 아는 동생의 소개로 비타민 C 요법을 하게 되었습니다. 방사를 받기 위해 대기하는 동안 박점수 건강 전도사님께 전화를 걸었더니 방사를 받지 말라고 하시더군요.

옷까지 갈아입고 대기하다가 탈의실로 가서 옷을 다시 갈아입고 도망치듯 병원을 빠져나왔습니다. 병원에서 전화가 오기에 2월 13일로 미루었습니다. 그리고 젤로다를 끊고 비타민 C 요법을 주 3회 했습니다. 2월 8일 CT 결과 폐결절이 사라졌고, 내유림프절에 있던 종양도 안 보인다고 하더군요. 2월 22일 세브란스 흉부내과에서 확인 차 CT 판독을 한 결과 아무것도 보이지 않는다고 했습니다.

비타민 C와 MSM을 12g씩 먹고 있는데 좋은 결과가 나와서 기쁩니다. 주사를 맞으러 다니는 일이 만만치 않고 처음에 비타민 C 요법을 듣고 반신반의하고 또 중간에 의심도 들었지만 꾸준히 하는 것이 무엇보다 중요합니다.

직장암 김정용 님

2017년 7월 23일

저는 직장암 3B 진단을 받고 항암제 치료 8회, 방사선 치료 30회를 해본 후에 수술을 결정하자고 했습니다. 항암제 치료 4회에 방사선 치료 6회를 하고 나서 혀, 입, 식도는 물론 팔과 다리까지 타들어가듯 너무 고통스럽고 살이 14kg이나 빠졌습니다.

그리고 혈액 수치가 5로 떨어져서 수혈을 7개 받았습니다. 항암 치료를 일주일 동안 중단하고 몸이 회복되자 퇴원을 해서 방사선 치료를 25회 받던 중 하체 쪽에 문제가 생기더니 불에 탄 것처럼 앞다리의 껍질이 벗겨지고 짓무르기 시작했습니다. 항문도 껍질이 벗겨져서 대변도 볼 수 없을 정도로 고통이 심해 매번 울면서 변을 보았습니다.

항암제 치료를 받다가 죽을 것 같아 중단했습니다. 그리고 제가 아는 상식을 총동원하고 네이버 등을 찾아 고용량 비타민 C를 먹기 시작했습니다. 치료를 중단한 지 한 달이 조금 넘었는데 조금만 걸어도 힘이 없어 눕고 싶었던 제가 지금은 보통 사람들처럼 얼마나 잘 돌아다니는지 모릅니다. 지금은 김황기 님과 분당에 있는 병원에서 만나 고용량 비타민 C 정맥주사를 맞고 정보를 공유하며 더 열심히 암에 대해 공부하고 있습니다.

2017년 7월 28일

지인이 고려대 안암병원 대장항문외과 김진 교수님을 소개해주어 26일 면담을 하고 항문 검사를 했는데 암이 많이 줄어서 거의 없다시피 하다고 했습니다. 더 자세한 것은 다음 주에 CT와 MRI를 찍어보고 이야기하자고 하는데 이 정도면 항암제 치료 1회에 젤 항암제를 일주일만 먹고 수술은 안 해도 될 것 같다는 것이었습니다. 하늘을 날아가는 기분이었습니다. 고용량 비타민 C 주사 덕분인지, 그 전에 했던 항암제와 방사선 치료 덕분인지는 모르겠지만 많이 좋아지고 있다는 것을 느낍니다. 환우님들도 용기 잃지 말고 긍정적인 생각으로 비타민 C 주사를 열심히 맞고 완쾌하시기를 바랍니다.

2018년 4월 14일

직장암 판정을 받은 지 1년 6개월이 되었네요. 4월 10일 MRI와 CT, 피검사를 했는데 암 소견이 없다는 판정이 나왔습니다. 더 지켜봐야 한다고는 하지만 수술하지 않고 항암도 거의 하지 않은 상태에서 9.2cm나 되는 암 덩어리가 없어졌다고 하니 그 순간 눈물이 나더군요. 나 자신에게 참 잘했다고 칭찬하고 격려해주었는데 여러분도 저처럼 될 수 있다는 것을 믿고 건강해지시기를 바랍니다.

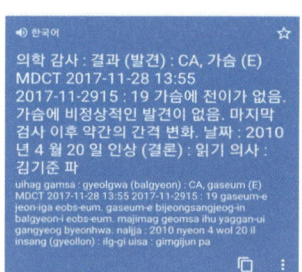

2017/11/29 임상 진단 : Result (Finding) : CA, Chest (E) MDCT 2017-11-28 13:55 2017-11-2915:19 No evidence of metastasis in the chest.No definite abnormal finding in the chest.Little interval change since the last exam.dated on 4-20-2017 Impression (Conclusion) : 판독 의사 : 김기준 파

간암 보호자 최선희 님

2019년 12월 24일

일주일 전 남편이 MRI 촬영과 혈액 검사를 하고 오늘 결과를 보니 암세포가 보이지 않는다고 했습니다. 남편은 B형 간염 보균자에 간경화도 중증 이상이었고 간암 4기 정도 되었습니다. 간 수치와 간암 지표 모두 정상이라고 하니 믿어지지 않았습니다.

작년 7월 31일 제주도에서 간암 진단을 받고 삼성서울병원에서 당장 이식하지 않으면 3개월을 살지 못한다고 했습니다. 하지만 제주대학교병원에서 이식도 늦었다는 진단을 받고 포기했습니다. B형 간염 보균자가 복용하는 '비리어드 하루 한 알'을 처방받고 집으로 돌아왔죠. 다들 겪어보셨겠지만 참담한 심정이었습니다.

이후 비타민 C를 접하고 하병근 박사님의 책을 읽었습니다. 비타민 C와 관련된 유튜브 동영상을 통해 충분히 확신을 가진 후 비타민 C 치료를 시작했습니다. 작년 7월 31일 진단을 받고 첫 비타민 C 주사를 맞은 것은 8월 21일이었으니 20여 일 만이었습니다. 그동안 항암제와 방사선 치료도 하지 않고 단지 색전술만 4회 했습니다.

과정은 지난했으나 결과는 좋았습니다. 금방 숨이 넘어갈 것 같던 사람이 점점 기력을 회복하고 4개월이 지나니 출근까지 할 정도였습니다.

올해 여름 지인의 추천으로 비타민 C를 좀 더 저렴하게 구입하려고 밴드에 가입했는데 좋은 정보가 많았습니다. 비타민 C의 종류나 병원마다 차이 나는 비용, 운동 요법, 다른 분들의 완치 소식 등 모두 감사하고 용기를 얻었습니다.

저는 환자 보호자이기에 환자에게 정보를 전달하고 체크하는 역할만 충실히 했습니다. 물론 밥을 정성껏 지었고요. 모든 것이 정상이니 3개월 후 CT 촬영을 해 보자는 주치의의 말을 듣고 감사한 마음과 누군가에게 희망의 메시지가 되고자 글을 남깁니다.

전립선 말기 암 박정우 님

2018년 6월 12일

서울에서 검사 결과를 보고 대구로 내려가는 열차를 탔습니다. 저는 2017년 6월 2일 전립선 말기 암으로 뼈까지 전이되어 2년 시한부 선고를 받았습니다. 항암제와 방사선 치료까지 모두 포기하고 언더로뎀 요양병원에 들어가 박점수 님을 만났습니다. 그분을 통해 비타민 C 메가도스 요법을 알게 되었고 열심히 운동을 하면서 암과의 싸움을 시작했습니다.

6개월의 긴 시간 동안 암과 투쟁한 끝에 2010년 10월 28일 암 수치 0.0000이라는 결과를 받았습니다. 2018년 1월 9일 박점수 님의 만류에도 불구하고 성급하게 퇴원해서 꿈꾸던 정치를 다시 시작하다가 2018년 4월 11일 쓰러졌습니다. 또다시 뼈와 폐까지 전이되었다는 이야기를 듣고 하늘이 무너지는 듯한 충격을 받았습니다. 또 한 번 싸워보자는 의지로 박점수 님을 찾아가 옆자리에 입원해서 비타민 C 메가도스 요법과 피나는 운동을 시작했습니다. 암과 별인 제2의 싸움이었습니다.

그리고 드디어 오늘 검사 결과를 들었습니다. 폐에 있던 암 덩어리가 사라지고 눈곱만 한 점이 하나 있을 뿐이라는 것입니다. 내 귀를 의심하며 두 눈을 부릅뜨고 모니터를 보았습니다. 4월과 6월의 검사 결과를 비교해 보니 정말 암 덩어리가 깨끗이 사라졌더군요.

환우님들 끝까지 포기하지 마시고 힘을 내어 싸워나가시면 반드시 좋은 결과가 있을 것입니다.

··· 방광암 현동호 님

2018년 4월 9일

2017년 8월 18일 건강 검진 결과 방광암이 1.3cm(1기에서 2기 사이), 담낭 용종이 0.5cm로 확인되어 2017년 9월 18일 경북칠곡암센터에서 방광암 수술을 받았습니다. 비침윤성 다발성 악성 종양으로 수술이 잘되었다고 하여 별다른 처방 없이 조심하며 지냈습니다. 암이라고 하니 주변에서 많은 민간요법을 권유했습니다. 대부분 올바른 방법이 아니었고 명확한 해답을 얻을 수도 없어 불안한 마음으로 막연히 괜찮겠지 하며 대책 없이 시간을 보냈습니다.

2018년 1월 3일 방광 내시경 검사 결과 또다시 암이 발견되었습니다. 정신이 아찔했고 처음 암 진단을 받았을 때보다 충격이 더 컸습니

다. 아무 대책 없이 있다가는 큰일 날 것 같아 차일피일 미루던 비타민 C 메가도스 요법을 하기 위해 자주 가던 병원에서 원장님과 상의하고 곧바로 비타민 C 정맥주사를 주 3회 투여하고 분말 비타민 C와 MSM을 섭취하기 시작했습니다.

마침 그곳에 근무하시는 간호사도 밴드 리더이신 박점수 님의 멘토링에 따라 비타민 C 메가도스 요법을 실행하고 있었던 터라 여러 가지 지침을 쉽게 습득할 수 있었습니다. 며칠 후 박점수 님을 만나 자세한 조언을 받고 비타민 C 메가도스 요법에 대해 신뢰와 용기를 얻어 꾸준히 실행해왔습니다. 2018년 2월 10일 건강검진센터에서 초음파 결과 추적 관리하던 담낭 용종이 없어졌음을 확인했습니다. 그때부터 비타민 C 메가도스 요법을 더욱 신뢰하게 되어 하루도 빠짐없이 실행하고 있습니다. 너무나 성실하게 설명해주시고 용기를 주셨습니다.

2018년 3월 2일 2차 수술 날짜가 다가왔습니다. 1차 수술 때 다발성 암으로 더 생길 수 있다고 2차 수술 날짜를 늦추었습니다. 비타민 C 정맥주사를 투여해 주시던 원장님도 수술을 권유해 갈등이 되었습니다.

2차 수술 하루 전 박점수 님께 전화했더니 그렇게 신념이 없으면서 어떻게 암을 극복하겠냐고 야단치셨습니다. 한순간 혼란이 오고 두려웠지만 긴 시간 동안 통화하면서 다시 마음을 다잡았습니다. 수술을 뒤로 미루고 짧아도 3개월 정도는 비타민 C 메가도스 요법을 실행해 보기로 마음먹었습니다.

2018년 3월 26일 다시 내시경 검사를 해 보니 암이 없어졌다는 것이었습니다. 정말 기적 같은 결과였습니다. 2018년 8월 정기 검사를 예약하고 병원을 나서는데 감개가 무량했습니다. 비타민 C 메가도스 요법을 계속 실행해서 건강을 유지할 계획입니다.

2019년 2월 16일

설을 앞두고 며칠 전 CT와 방광 내시경 검사를 하고 2월 13일 모두 이상 없다는 결과를 들었습니다. 암이 없어질 거라는 기대보다는 크기가 줄어들면 항암제 치료를 하지 않을 수도 있겠다 싶었는데 암이 없어지는 행운을 얻었습니다. 자만하지 않고 열성적으로 주사를 맞고 비타민 C와 MSM을 복용했습니다. 음식은 좋아했던 막창 빼고 먹고 싶은 것은 다 먹고 주 5회 1시간 이상 유산소 운동과 근육 운동을 했습니다. 낮에는 일을 해야 하니 운동은 저녁 9시 이후에 할 때가 많았습니다.

심한 운동이나 과식을 할 때도 비타민 C와 MSM이 지켜준다고 믿었습니다. 암 환자라는 것도 잊고 바쁘게 일하다가 퇴근하면 무리하시 않았나 싶었지만 심리적으로는 오히려 노동을 하는 것이 편했습니다. 그러다 5개월 후에 검사 결과도 이상 없음, 6개월 후 요번 검사 결과도 이상 없음으로 나왔습니다.

비타민 C 요법에 대한 믿음이 부족해 다른 치료법을 마구잡이로 하다가 자칫 골든 타임을 놓칠 수도 있습니다. 비타민 C 메가도스 요법과 인체에 자라는 암세포에 대한 메커니즘을 이해하고 경험자와 의논하며 믿을 만한 병원을 선택해 처방을 받는다면 저처럼 좋은 결과를 얻을 수 있을 것입니다.

백혈병 조진남 님

2018년 12월 3일

지난 1월 이상 증세로 동네 병원에 갔더니 큰 병원 응급실로 가라고 했습니다. 서울대병원 응급실에서 검사해 보니 피가 20%뿐이라는 것이었습니다. 밤새 5개를 수혈받고 귀가 후 다시 내원해 골수 검사를 한 결과 급성 골수성 백혈병이라고 했습니다. 무균실이 없어 세브란스로 입원하고 골수아세포(BM blast) 수치 13.5로 골수형성이상증후군 진단을 받았습니다.

피를 생성하지 못하니 일주일에 4개씩 수혈받으며 다코젠 항암제 치료를 시작했습니다. 4개월간의 항암제 치료에도 차도가 없어 약을 교체하려고 할 때 비타민 C 메가도스 요법을 전해 듣고 2주(7회) 비타민 C 정맥주사와 비타민 C와 MSM을 12g씩 섭취했습니다.

골수 검사 결과 골수아세포 수치가 1로 정상 판정을 받아 다코젠 항암제 치료를 7차까지 진행했습니다. 중간에 조혈 기능이 조금씩 회복되어 60일 전부터 수혈 없이 생활하고 있습니다.

저는 항암제보다 비타민 C의 효과라고 믿습니다. 항암제 치료가 조혈 기능을 방해하는 것 같아 쉬었는데 다시 항암제 치료를 시작하자고 합니다. 골수형성이상증후군은 완치 개념이 없고 치료를 중단하면 백혈병으로 급격히 발전하기 때문이라는 것입니다. 세브란스에서는 비타민 C 치료를 하는 것을 모르고 있습니다. 일주일 뒤부터 시작하자고 했는데, 현재까지 항암제 치료는 하지 않고 11개월 넘게 일주일에 3회 비타민 C 정맥주사 80g, 비타민 C와 MSM을 12g씩 먹고 있습니다. 조혈 기능은 정상 최저치의 90% 정도 올랐고 골수아세포는 정상 수치로 몸 상태가 좋습니다.

이분들 외에도 완치자와 재발 없이 삶을 살아가시는 분들이 많습니다. 하지만 지면상 모두 수록할 수 없고 저의 5대 요법으로 완치를 했더라도 본인들이 저에게 연락을 하지 않으면 상황을 파악하기 어렵습니다. 〈암극복 이야기〉 밴드나 저에게 개인적으로 좋은 소식을 전해오시는 분들이 많다는 것을 알려드립니다.

맺는 말

암을 고치는 것은
돈이 아닌 인간의 마음이다

건강을 유지하고 병을 고치려면 꿈과 희망, 그리고 목표를 가져야 한다. 오늘보다 나은 미래, 암을 극복하고 장밋빛 미래가 펼쳐질 것이라는 희망을 꿈꿀 때 뇌에서 기분 좋은 아드레날린이 대량으로 생성되고 내 몸은 한층 건강해질 것이다.

암에 걸린 후 나의 첫 번째 목표는 암을 고치는 것이었다. 암을 고치고 난 후의 목표까지 미리 정해놓고 투병 생활을 한 것이 암을 이겨내는 데 큰 도움이 되었다. 그저 암을 이겨내고 좀 더 삶을 연장하겠다는 생각으로는 아무런 도움이 되지 않는다.

목표를 세우고 그것을 이루기 위해 하나하나 실천하고 도전해 나갈 때 꿈과 비전, 희망, 반드시 암을 이기고야 말겠다는 강한 정신력이 생겨난다. 그 집념으로 억지로라도 밥 한 술 더 뜨고 힘을 내서 운동을 할 수 있는 것이다. 남들이 허황된 꿈이라고 생각하든 말든 상관없다. 허황된 꿈이라 할지라도 희망을 선택하는 순간 기대감으로 긍정적인 호르몬이 다량 분비되어 암을 극복하는 데 결정적인 역할을 한다.

나의 첫 번째 꿈은 완벽하게 암을 이겨내서 모든 암 환자들을 암이라는 지긋지긋한 불치병에서 구출하겠다는 것이었다. 그리고 처음 실행한 것이 암을 고친 사람들의 투병 방식을 분석하고 실패한 사람들의 원인을 파악하는 것이었다. 내가 암을 극복하는 과정과 다른 환자들의 투병까지 모두 관찰하고 결과를 기록하는 것으로 지식을 확대해나갔다.

요양병원에서 약 100여 명의 환자와 생활한 것이 나에게는 큰 경험이었다. 환자가 들어오면 어떤 암인지, 몇 기이며 현재 상태가 어떤지, 환자의 성격과 가족관계, 심지어 돈이 있는지까지 물어보았다. 그 결과 환자의 현재 위치에 따라 많은 차이가 있다는 것을 발견하고 5대 요법을 정리해 건강 전도사의 길을 걷게 되었다.

암을 극복하는 데 첫 번째 장애물은 돈이 많은 것이었다. 돈이 많을수록 암을 극복하기 어렵다. 조금 아이러니하게 들릴 것이다. 돈이 많은 사람들은 무엇이든 돈으로 해결하려고 하기 때문에 비싼 치료법을 찾아다닌다. 암은 현대의학으로는 치료가 불가능하다는 사실부터 인식해야 한다. 미국 닉슨 대통령은 20조 원이라는 천문학적인 돈을 암과의 전쟁에 쏟아부었지만 결국 참패했다. 최첨단 명약 또한 허울 좋은 가면을 쓰고 사람들의 돈을 노리는 것 그 이상도 그 이하도 아니다.

암은 절대 돈으로 고칠 수 없다. 스티브 잡스가 돈이 없어 젊은 나이에 암으로 사망했겠는가? 수많은 거부들이 암으로 사망했다. 이 글을 읽는 독자들은 돈으로 암을 고치겠다는 생각을 버리기 바란다.

사업에 실패하고 돈이 전혀 없었던 나는 암이란 불청객이 찾아왔을 때 2가지를 놓고 고민했다. 하나는 너무 비참해서 스스로 목숨을 끊는 것이었다. 또 하나는 남들이 하지 못하는 일, 즉 암을 극복해서 모든 인류를 질병에서 해방시키겠다는 허황된 생각이었다.

고민의 시간은 오래가지 않았다. 나는 인생 행로를 두 번째로 결정하고 바로 실행에 옮기기 시작했다. 맨 먼저 한 것은 일기를 쓰는 것이었다. 이때부터 내 몸이 변화하기 시작했다. 희망에 찬 나는 설레는 마음에 잠이 오지 않았다. 그 무엇보다 위대하고 보람된 도전이 시작된 것이다.

나는 누구도 이루지 못한 것을 해내기 위해 새벽 3~4시에 일어나 글을 쓰고, 등산 준비를 하고 냉수 한 컵을 마셨다. 물을 마실 때는 내 몸에 잠들어 있는 모든 세포가 냉수로 정신이 번쩍 들게 해달라고 하느님께 기도했다.

정신력과 의지로 스스로를 격려하며 등산을 시작했다. 움직일 때마다 변이 나오려는 불편함, 협심증으로 혈액 순환이 되지 않아 살갗을 드러낼 수도 없고, 폐기종으로 숨을 제대로 쉴 수 없었으며, 담즙 주머니를 찬 상태로 아픈 무릎을 만져가면서 말이다. 걸어가다 멈추기를 수십 번 반복하면서 단 하루도 쉬지 않고 삼도봉 정상까지 올라갔다. 처음에는 5시간이나 걸려서 오르던 것을 1시간 10분으로 단축했다. 점차 숨이 가쁜 것도 없어지고 혈액 순환도 원만해지기 시작했다. 땀이 식으면서 찾아오는 오한도 면역력이 생기자 점차 사라졌다.

급기야 서울국제마라톤 완주를 끝으로 고열을 동반한 한기조차 완전히 없어졌다. 70년 동안 살아오면서 다져진 경험으로 지식은 쌓여가고 건강은 회복되어 이제 더 큰 꿈을 가지게 되었다.

암을 훌륭하게 고쳤으니 이제는 다른 환자들이 암을 고치는 데 일조해야 한다는 소명이 생겼다. 그렇게 건강전도사가 되어 김황기 씨를 비롯한 수많은 사람들이 암을 완치하도록 조언해주었다.

그다음은 모든 불치병 환자들이 병을 이겨내는 데 도움이 되고자 했다. 관절염, 류머티즘, 당뇨, 고혈압, 소아마비, 우울증, 여드름, 치매 등 인간이 어떤 병에도 걸리지 않고 건강하게 장수하는 데 일조하는 것이다.

여러분 모두 지금 이 순간부터 꿈을 갖고 실천에 옮기길 바란다. 어떤 꿈이라도 좋다.

암 투병 중인 환자라면 투병 일기를 써보자. 당신이 암을 극복한다면 일기는 자서전이자 건강 백서로 큰 활용 가치가 있을 것이고, 주변 사람들에게 꿈과 희망을 안겨줄 것이다. 한 자 한 자 써 나가는 일기는 투병 생활에 큰 용기를 주고 삶의 의미를 부여할 것이다.

이 글을 읽는 이 순간부터 기억을 떠올리고 일기를 써 보자. 그리고 도전하라. 그 순간부터 몸속에서 긍정 호르몬인 엔도르핀, 아드레날린 등이 솟구치고 몸의 변화가 시작된다. 나의 계속되는 도전을 보고 싶다면 지금부터 나와 함께 도전하자.

다음은 암 극복 전도사로서 암과 투쟁하고 있는 환우들에게 드리는 당부의 말이다.

꿈과 비전, 희망을 꿈꾸십시오. 수많은 도전 중에 가장 값진 것이 바로 건강을 찾고 유지하는 것입니다. 미약한 힘이나마 암을 극복하는 데 도움을 드리고자 합니다. 아무리 좋은 아이템과 능력이 있어도 나 스스로를 방어할 힘이 없으면 도전을 계속할 수 없습니다. 이 거룩하고 위대한 꿈을 이루기 위한 도전을 계속할 수 있도록 저와 함께해주십시오. 저도 사심 없이 최선을 다해 도와드리겠습니다. 여러분의 동참으로 〈암 극복 이야기〉가 완성될 것입니다. 여러분이 오래도록 건강하게 인생을 즐기시기를 진심으로 기원합니다.

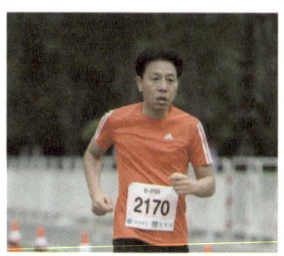

암극복이야기
멤버 11,127 리더 건강전도사 박점수 010 9190 2477

MSM과 비타민C 복용하여 암을 극복한 경험으로 정확한 메가도스요법을 알려 드려 암을 치유하고 건강한 삶을 회복하는 밴드입니다.

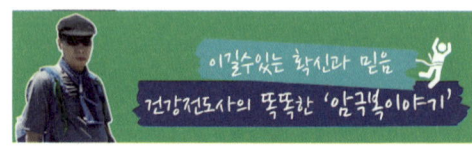

박점수의 암극복이야기
구독자 2.73천명
구독중

박 점 수

010 9190 2477

강의 및 비즈니스 제안 | sooleve@naver.com

유튜브 | 박점수의 암극복이야기

네이버 밴드 | 암극복이야기 band.us/@pjscancer

건강전도사 박점수 추천 제품　N | 엠에스엠비타민코리아

제품문의 | 010 6559 7745

북미지사 엔봄헬스 | info@envomhealth.com

유튜브 바로가기

제품구매 바로가기